关"心"入微

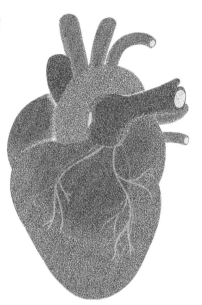

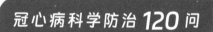

冠心病科学防治 **120** 问

张金盈 ◎ 主编

河南科学技术出版社

· 郑州 ·

图书在版编目（CIP）数据

关"心"入微：冠心病科学防治120问 / 张金盈主编. --河南科学技术
出版社，2024.5
ISBN 978-7-5725-1450-0

Ⅰ.①关… Ⅱ.①张… Ⅲ.①冠心病—防治 Ⅳ.①R541.4

中国国家版本馆CIP数据核字（2024）第071008号

出版发行： 河南科学技术出版社
　　　　　地址：郑州市郑东新区祥盛街27号　　邮编：450016
　　　　　电话：（0371）65788613　　65788642
　　　　　网址：www.hnstp.cn
策划编辑：慕慧鸽　王　丹
责任编辑：许　静　慕慧鸽
责任校对：董静云
封面设计：薛　莲
插　　图：曹永杰
责任印制：徐海东
印　　刷：河南省环发印务有限公司
经　　销：全国新华书店
开　　本：890 mm×1 240 mm　1/32　印张：7.5　字数：245千字
版　　次：2024年5月第1版　　2024年5月第1次印刷
定　　价：49.80元

《关"心"入微——冠心病科学防治 120 问》编委会

主　编：张金盈

副主编：唐俊楠

编　者：（按姓氏笔画排序）

♥

知心·关心

呵护您的心脏健康

关"心"入微，全面呵护心脏健康

冠心病是一种古老的疾病。据报道，2011 年美国－埃及联合研究小组对开罗埃及博物馆的 50 多具木乃伊进行了 CT 扫描，结果显示，多具木乃伊存在动脉粥样硬化迹象。随着现代文明的发展，心血管病首先在欧美国家流行。随着我国生活水平的逐步提高、人们饮食结构的变化及快节奏生活带来的精神压力，冠心病以迅雷不及掩耳之势在我国增加和蔓延。

2023 年 6 月，国家心血管病中心发布了《中国心血管健康与疾病报告 2022》。报告指出，我国心血管疾病患病率处于持续上升阶段，推算心血管疾病现有患者人数 3.3 亿。在城乡居民疾病死亡构成比中，心血管疾病占首位。每 10 个因病致亡的人中就有 4 个心血管疾病患者。当冠心病以一种近乎残忍的姿态成为威胁人类健康的严重疾病之一时，人们谈"心"色变，生命不能承受冠状动脉硬化之重。

其实，冠心病并不可怕，可怕的是我们对冠心病的不正确认识和错误的生活习惯。虽然冠心病的发病率高、死亡率高，且常起于细微之处，但如果能及时注意到疾病小信号，并采取科学的预防措施，就能降低死亡率。不管我们多么讨厌冠心病，它都是一个不得不提的话题。很多冠心病患者都会有这样的疑惑：我怎么会得冠心病？我今后要怎么办？我还能有正常的人生吗？

为了带领大家一起揭开冠心病的神秘面纱，让大家对冠心病这个"敌人"有清楚的认识，郑州大学第一附属医院心内科主任张金盈教授带领团队撰写了《关"心"入微——冠心病科学防治 120 问》这本书。本书从患者的角度出发，用通俗易懂的语言拉近大家与科学道理的距离，让健康知识惠及大众。本书将医学科普知识融入一个个有趣的故事里，有目的、有重点、有条理地同大家一起认识并防治冠心病。本书从最初认识人体的"发动机——心脏"，到了解冠心病的发生、发展及预防，到带你认识检查报告中的危险信号，再到冠心病的常用药物、确诊冠心病后的治疗、各种治疗方式有何不同，最后再到冠心病患者的养生之道及自我保护，一步步带领大家深入了解冠心病。

本书内容具体、实用，科学性、可操作性强，便于患者及其家人自学和掌握。编写本书的目的是不再让大众对冠心病束手无策，当身边人或自己被冠心病困扰时，不再觉得孤立无援。希望大家可以运用本书的知识，改善自己的生活饮

食、运动习惯，正确认识冠心病、远离冠心病、战胜冠心病，
享有健康幸福的人生！

葛均波

中国科学院院士
中国医师协会心血管病内科医师分会会长
复旦大学附属中山医院心内科主任
上海市心血管病研究所所长

认识冠心病，从即刻开始

随着社会经济发展、城镇化进程及人口老龄化的加速，我国居民的生活方式发生了巨大的变化。油腻饮食、缺乏锻炼、吸烟饮酒、熬夜等不健康的生活方式非常普遍，造成我国患有高血压、高脂血症、糖尿病和肥胖症的人数不断上升，使得我国心血管病的发病率和死亡率近年来持续攀升。

冠心病是心血管疾病的一种主要类型，其发病率高，预后差，对广大人民的生命健康构成了严重威胁。冠心病的症状很多，其中大家耳熟能详且最恐惧的应该就是心肌梗死了。很多人觉得心肌梗死像是埋伏在身体里的隐形炸弹，说不定哪天就会突然爆炸，让人措手不及。其实心肌梗死是日积月累的结果，大多数心肌梗死发作前身体都会有一些征兆，但却容易被忽略，导致患者发病时不能及时有效地自救和求助，从而错过最佳抢救时间。还有一部分已经因为冠心病做过手术的患者，以为手术过后就万事大吉，出院后继续之前不健康的生活方式，结果造成了再次住院、再次手术，甚至死亡的惨痛后果!

　　我国冠心病患者群体庞大,接受冠心病介入治疗的患者数量也多,但是大家对冠心病的认知水平却有限,有疑问时往往道听途说或求助于网络,得到的信息纷杂且难辨真伪,较少患者能得到专业人士给出的科学解答。在非患病情况下,这也许只是导致对冠心病的认识不准确,但一旦患病,则会导致病情误判,延误救治时机,或采取不适宜的自救手段,甚至因此失去生命。

　　疾病就像我们的敌人,只有知彼知己,才能百战不殆!

　　为了让非医学背景的大众、患者及其家属能够便捷地获取专业解答,缓解心中的焦虑,在紧急情况下能采取正确的自救措施,我带领团队收集了大众关于冠心病最常见的一些疑问,通过结合丰富的临床经验,并查阅最新相关文献和权威指南,对这些问题做出科学解答。本书以坚持"大卫生、大健康"的理念为契机,以广大群众为主要服务对象,从仅关注冠心病危险因素本身到关注危险因素形成和流行的环境,更加关注环境因素和生活方式对危险因素形成的作用。倡导心血管全生命周期的健康管理,在生命早期强调心血管健康,采取以预防高血压、血脂异常、糖尿病、肥胖和吸烟等零级预防为主的策略,促进以治病为中心向以健康为中心转变,提高人民身体健康水平。

本书从认识疾病，了解疾病，患病后如何做好心理准备，如何去医院就诊，如何做各项检查，如何选择治疗方法，如何合理用药，以及如何进行自我保健等方面出发，总结了大众关于冠心病最常见的 120 个疑问，以一问一答的形式解答了大众心中的疑惑，以期帮助大众真正看清摸透冠心病，不再惧怕冠心病。

对冠心病患者和想要了解冠心病的人群来说，这是一本实用性很强的科普图书，旨在帮助患者更为全面地了解冠心病，避免了因为在网上盲目搜索而延误病情。希望大众通过阅读本书，能解除心中的疑惑，找到自己想要的答案！

张金盈

2024 年 3 月

||| 目录 |||

第一篇
认识你的敌人——冠心病

第二篇
冠心病最喜欢什么样的人——冠心病易患人群

第三篇
敌人的朋友也是敌人——和冠心病密切相关的疾病

第四篇
有没有病谁说了算——冠心病的各项检查你要懂

第五篇
治疗冠心病——用药手术全知道

第六篇
术后恢复要做到——冠心病术后注意事项

第七篇
教你急救不拖延——冠心病发作自救

|第一篇|
认识你的敌人
——冠心病

1 心脏在人体中发挥着哪些重要作用？

　　若把人比喻为一台工作的机器，那心脏就可以被认为是这台机器的发动机。可以想象，发动机若出现问题，机器就会停止工作；同样，如果心脏不能正常工作，我们便不能活下去。心脏从外形看好像一个桃子，有我们自己的拳头那么大。

　　大多数人的心脏位于膈的上方，两肺之间略偏左；心尖贴近左胸前壁。心脏是循环系统的核心器官之一。中国成年男性的心脏有（284±50）g，成年女性的心脏有（258±49）g，心脏的质量会因为体重、年龄、身高和体力活动等情况的不同而有所差异。心脏是中空的，心间隔将心脏分成左心和右心，左心分为左心房和左心室，右心分为右心房和右心室，同侧的心房及心室由房室口相通。我们可以将心脏想象成一所房子，它里边有四个房间，上边的两个房间就是左心房和右心房，下边的两个房间就是左心室和右心室。心室将血液从心脏中射出，流回的血液汇入心房。将血液运回到心脏的血管称为静脉，而接收从心脏射出来的血液的血管是动脉。心房和心室、静脉和心脏、心脏和动脉之间都有相应的出口和入口，每个出口和入口都有瓣膜，瓣膜就好像房间的门窗，瓣膜的开启和关闭保证了血液的单向流动。

　　人体正常生命活动每分每秒都需要心脏的参与。人体的循环系统就是由心脏与周身的血管相连而形成的。心脏维持了血液的流动，血液循环为人体的器官和组织提供源源不断的血流，供应人体所需要的氧及各种营养成分，同时带走人体的代谢废物，使人体的细胞能够完成正常的代谢和功能。此外，血液循环也会将人体内的一些内分泌激素和其他物质运送到靶细胞，以此来实现体液的调节，维持人体的内环境稳定。心脏"泵"的作用是使血液在血管中不断循环流动。一旦心脏不能正常泵血，就会造成人体的各个器官供血不足，进而出现功能障碍，最终危及生命。因此，心脏是非常重要的。

2 什么是冠心病？它是如何形成的？

我们平时常说的"冠心病"，它的全称为冠状动脉粥样硬化性心脏病，是指供给心脏血液的血管即冠状动脉血管出现了动脉粥样硬化病变，造成动脉管腔狭窄或阻塞，进而使心肌供血供氧缺乏，甚至出现心肌坏死而导致的心脏疾病。冠心病的形成是因为供应心脏血液的冠状动脉出现了问题，而冠状动脉之所以被称为冠状动脉，是因为它就像一顶王冠一样环绕了心脏一周。正常的冠状动脉一般从主动脉根部发起，在心脏表面走行，分为左、右冠状动脉，向心脏供应血液。我们可以把正常的冠状动脉比作通畅干净的水渠，心肌组织如同需要灌溉的庄稼，而冠心病患者的冠状动脉就像被淤泥堵塞的水渠，心肌组织这片"庄稼"由于得不到灌溉而缺水，进而出现蔫败或旱死的情况。冠心病多发于中老年人，通常男性的发病年龄比女性早，近年来其发病呈现年轻化的趋势，严重威胁着人们的健康。

冠心病患者因为冠状动脉的供血量满足不了心肌的代谢需要而出现心肌缺血缺氧。短暂的心肌缺血缺氧会导致心绞痛，而长时间的心肌缺血就会造成心肌坏死。正常情况下冠状动脉血流量会随人体的生理情况而改变，使冠状动脉供血量与心肌需血量相平衡。例如，在剧烈活动的时候，冠状动脉会适当地扩张，其血流量为安静状态时的 6~7 倍。若冠状动脉存在狭窄，安静状态下冠状动脉尚能维持血液和氧气供应，但是当情绪激动或者运动时，心肌需氧量增加，冠状动脉狭窄会导致供氧不能满足心肌的需要，引发心绞痛。此外，不稳定粥样硬化斑块发生破裂或者出血，导致血小板聚集或血栓形成，会造成血管管腔狭窄加重甚至完全堵塞，这就是造成急性心肌梗死的主要原因。

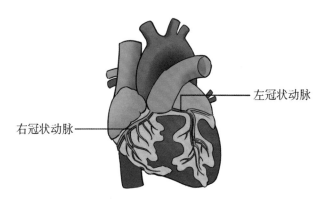

心脏和左、右冠状动脉

3 冠心病有哪几种类型？

冠心病一般可分为**慢性冠状动脉疾病**和**急性冠状动脉综合征**两大类。

1. 慢性冠状动脉疾病

这类疾病有临床症状，病程持续较长，平日需要口服药物治疗，包括稳定型心绞痛、隐匿型冠心病和缺血性心肌病等。

稳定型心绞痛是由于劳累、情绪激动等因素导致心脏需氧量增加，而狭窄的冠状动脉不能为心脏提供足够的血液而形成的一种暂时性心肌缺血缺氧的临床综合征。**其特点是阵发性的胸口压榨性疼痛或者憋闷，患者会感觉到疼痛的部位在胸骨后部，可放射到左上肢和心前区**，这类患者症状多出现在体力活动增加时，每次发作会持续几分钟，休息或含服硝酸甘油后症状迅速消失，其程度、频率、性质与诱发因素在 1~3 个月内无明显变化。

隐匿型冠心病的患者往往没有症状，但是患者通过心电图、心肌血流灌注或者心肌代谢检查会发现有心肌缺血。这类患者心肌缺血的心电图表现可在安静时出现，也可能在负荷运动的情况下才出现，疾病常常是通过动态心电图检查发现的。

缺血性心肌病指的是冠状动脉粥样硬化造成长期心肌缺血，导致心肌弥漫性纤维化而产生的和原发性扩张型心肌病类似的临床综合征。

缺血性心肌病发生后，**临床表现**主要有以下两个方面：**一是心悸**，缺血性心肌病会导致患者出现明显的心悸，同时还会伴有胸闷；**二是心衰**，严重者会出现夜间阵发性呼吸困难、双下肢水肿等。

2. 急性冠状动脉综合征

这类疾病发病急，症状严重，会危及生命，需要紧急到医院进行手术治疗，如冠状动脉支架植入术或冠状动脉搭桥术等。这类疾病包括不稳定型心绞痛、非 ST 段抬高型心肌梗死和 ST 段抬高型心肌梗死。

不稳定型心绞痛是指介于稳定型心绞痛及急性心肌梗死之间的临床状态，属于急性冠状动脉综合征的一种。不稳定型心绞痛主要包括初发心绞痛、劳力性心绞痛、静息心绞痛伴心电图缺血改变和心肌梗死后早期心绞痛。与稳定型心绞痛不同的是，其**心绞痛症状进行性加重，疼痛更剧烈，持续的时间更长**，往往达 30 分钟，偶尔在睡眠中发作，卧床或含服硝酸酯类药物仅出现短暂或不完全性胸痛缓解。

ST 段抬高型心肌梗死大多是在冠状动脉病变的基础上，出现冠状动脉血供急剧减少或中断，使得相应的心肌出现严重而持久的缺血，最终导致急性心肌缺血性坏死。 ST 段抬高型心肌梗死原因通常是冠脉内的不稳定斑块破裂、糜烂，进而继发血栓形成，导致冠状动脉血管持续、完全闭塞。

ST 段抬高型心肌梗死的临床表现包括：①突然发作剧烈而持久的胸骨后或心前区压榨性疼痛，且休息和含服硝酸甘油不能缓解，常伴有烦躁不安、出汗、恐惧或濒死感；②发热、心动过速、白细胞增多和红细胞沉降率增快等；③常伴有频繁的恶心、呕吐和上腹胀痛；④心律失常可见于 75%~95% 患者，发生在起病的 1~2 周内，以 24 小时内多见，前壁心肌梗死易发生室性心律失常，下壁心肌梗死易发生心率减慢、房室传导阻滞；⑤低血压和休克；⑥部分患者可出现心力衰竭，主要是左心衰竭，表现为呼吸困难、咳嗽、发绀、烦躁，重者可发生肺水肿及咳粉红色泡沫痰。

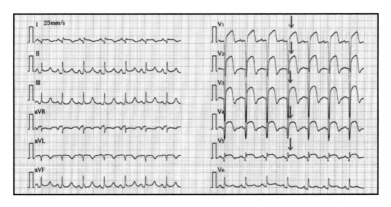

ST 段抬高型心肌梗死的心电图

4 什么是冠状动脉粥样硬化?

一般来说,我们可以把没有病变的冠状动脉比作干净通畅的水渠,而冠状动脉粥样硬化是指危险因素如高血压、血脂异常、糖尿病、肥胖、吸烟、酗酒等损伤到冠状动脉内膜,其脂质慢慢地沉积到血管壁,出现动脉粥样硬化性斑块,就像淤泥沉积到了水渠里。动脉粥样硬化性斑块的堆积会造成冠状动脉这条"水渠"堵塞、流水不畅,进而使心肌出现缺血、缺氧甚至坏死。

♥ 冠状动脉粥样硬化的治疗主要在于抑制其进一步发展,因此我们就需要控制它的危险因素,同时还要密切监测症状变化,防止其导致冠状动脉管腔狭窄。

5 冠状动脉粥样硬化与冠心病的联系和区别是什么?

冠状动脉粥样硬化是指某些危险因素如高血压、血脂异常、糖尿病、超重、肥胖、吸烟、酗酒等损伤冠状动脉内膜,导致脂质慢慢地沉积于血管壁上,进而出现动脉粥样硬化性斑块。而冠心病是指随着冠状动脉粥样硬化的发展,进一步出现管腔狭窄(超过 50%)甚至闭塞,导致心脏出现如心绞痛等症状。所以**冠状动脉粥样硬化被认为是冠心病发病的基础,但其并不等同于冠心病。两者血管管腔狭窄程度存在差异,冠心病需要口服药物或者行介入手术治疗,冠状动脉粥样硬化则需改善生活方式及饮食习惯,控制其进一步发展。**

预防冠心病最主要的就是要防止冠状动脉粥样硬化的发生和进展,其中高血糖就是冠脉硬化的危险因素之一。高血糖会使血管内皮发生变化,导致冠状动脉粥样硬化的发生,因此被称为"甜蜜的杀手"。同样,高血压及高血脂也是冠状动脉硬化的危险因素,会使血管内壁发生硬化及血管内皮斑块堆积。吸烟和酗酒是心血管疾病发生的高危因素。因此,我们要维持正常的血糖、血压、血脂,同时改掉不良生活习惯,戒烟戒酒,预防冠状动脉粥样硬化及冠心病。

6 得了冠心病就容易猝死吗?

冠心病是导致猝死的高危因素。临床研究结果显示,在所有原因导致的猝死中,因为心脏原因造成的猝死即心源性猝死占到 3/4 以上,而其中因冠心病所致的猝死可以占到全部心源性猝死的 90% 以上;同时研究提示,**冠心病患者发生猝死的风险要比没有冠心病病史者高 4~7 倍**。

冠心病的发生和发展与冠脉中粥样斑块的稳定性密切相关,维持粥样斑块稳定可以预防冠心病导致的猝死。高血糖、高血脂、高血压等,都是导致粥样斑块不稳的高危因素,但它们都可以通过改善饮食习惯、定期健康体检等方式来预防和控制。另外,一些不良嗜好如吸烟、酗酒等也会导致粥样斑块的不稳定,这就需要我们养成健康的生活习惯,预防冠心病的发生和控制冠心病的发展。

7 心绞痛有哪些特点？

冠心病的典型表现是心绞痛，而心绞痛的典型表现是胸痛或胸闷。其典型特点总结如下。

1. 心绞痛多出现在哪些部位

多数患者会有左前胸疼痛和憋闷感，也有少数患者会感觉上腹部、嗓子、左肩、左背、左臂，甚至左手无名指等部位疼痛，但每次发作的部位通常是恒定不变的。还需注意的是，如果是发生心肌梗死，疼痛程度要剧烈得多，可持续不缓解，同时还可伴有低热、出汗、恶心、呕吐、心慌、头晕、乏力、烦躁不安，甚至呼吸困难。

2. 心绞痛是哪种疼痛

心绞痛通常表现为钝痛、压榨性疼痛，通俗地讲像是胸部被重物压着，或者被勒住、被裹住的感觉，有的人还会描述为哽噎感，一般不会表现为针刺样的锐痛。

3. 心绞痛一般会持续多长时间

心绞痛一般会持续几分钟至半小时不等，如果持续时间超过半小时，甚至数小时，就要警惕心肌梗死的发作，必须及时到医院救治。

4. 心绞痛在什么情况下容易发作

心绞痛通常在体力活动或情绪激动（如愤怒、焦急、过度兴奋）、饱餐、受寒、吸烟、用力排便等情况下发作，但也有很多患者在休息时发作。

5. 怎样才能缓解心绞痛

一般情况下，停止当时的活动，休息后就能缓解，含服硝酸甘油也能缓解。

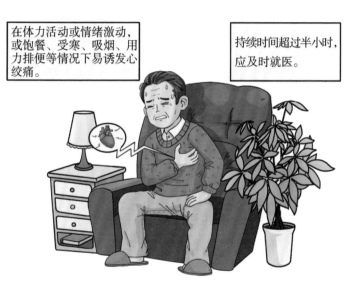

在体力活动或情绪激动，或饱餐、受寒、吸烟、用力排便等情况下易诱发心绞痛。

持续时间超过半小时，应及时就医。

8 牙疼不是病，疼起来可能是因为冠心病？

65 岁的老王牙疼一年多了，开始他没当回事儿，以为是年龄大了，牙齿损耗引起的，疼得厉害的时候就吃几粒止痛药。但最近症状愈发严重，在家人的劝说下老王来到口腔科就诊，医生检查后也没有发现牙齿龋洞、牙龈红肿等问题，便建议他到内科门诊进一步检查。我在详细询问其病史并对其进行检查后认为，他的牙疼可能是冠心病引起的。通过进一步的检查，我发现老王确实存在严重的心肌缺血，冠状动脉造影显示冠状动脉前降支出现 90% 狭窄！

牙疼不能排除冠心病的可能。

并不是只有口腔的问题才会引起牙疼，身体许多器官发生病变时都可表现为牙疼。**牙疼是冠心病的一个非典型症状。**

为什么冠心病会引起牙疼呢？这是由于心脏本身不会感到疼痛，但当心肌缺血或损伤时，心脏上丰富的自主神经可以将心脏的异常信号传递到脊髓中枢，而从脊髓中枢反馈的信号可能被除心脏以外的部位（如牙齿、腹部、背部等）接收，这些部位就会表现出疼痛的症状，医学上称之为内脏神经牵涉痛。其主要特点如下：

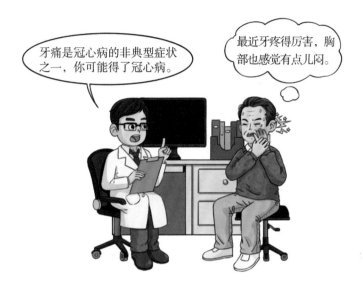

（1）中老年人突发剧烈牙痛，常表现为左侧疼痛，无法描述具体部位，且口腔检查未发现明显原因，休息后或舌下含服硝酸甘油后症状可缓解，而服用一般的止痛药无效。

（2）牙痛发作时常常伴随有左前胸不同程度的憋闷感或压榨感。

（3）常规检查如心电图、心脏彩超等结果提示心脏有病变。

♥ 我们不仅要了解冠心病的典型症状，还要识别冠心病的非典型表现，如上腹痛、左肩痛、头痛、咽喉痛、牙痛、耳痛等。发现上述症状，建议大家首先去医院心血管内科进行常规检查，以排除心脏问题，防患于未然。

9 心前区一直疼,是冠心病引起的吗?

案例

一天,我的诊室来了一位 42 岁的刘女士。据她描述,她最近一个月来心前区一天到晚地疼,并伴有胸闷、气短,休息后也不能缓解。后来她到当地医院做心电图,并未发现任何异常。刘女士不大放心,就吃了半个多月治疗冠心病的药物,自觉没有缓解。我详细询问了其病史并对其进行了体格检查后,让刘女士复查心电图,但是和之前心电图对比,结果没有明显变化,所以她的这种疼痛一般不是由冠心病引起的。

在心血管内科门诊,不少患者就诊时说感觉胸闷或心脏**疼痛,这种疼痛可以持续一整天,那么这种情况就不太可能是冠心病**。冠心病的症状多发生于体力活动后或情绪激动时,一般持续几分钟至半小时。像刘女士一天到晚持续疼痛不缓解,并且常规心脏检查也未发现心肌梗死表现,不大可能是冠心病造成的。如果患者实在过于焦虑担心,可行冠状动脉CTA(computed tomography angiography,计算机体层血管成像)以明确血管情况。

10 肩背钝痛、针刺样疼痛是冠心病引起的吗?

　　冠心病引起的心绞痛很少会出现针刺样疼痛,但肩背部的钝痛感可能是冠心病引起的。

　　冠心病引起肩背痛是由于支配肩部的神经与支配心脏的神经起源于同一神经节,左肩背部是心脏的放射点之一。心

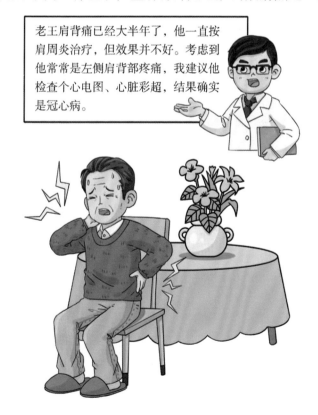

老王肩背痛已经大半年了,他一直按肩周炎治疗,但效果并不好。考虑到他常常是左侧肩背部疼痛,我建议他检查个心电图、心脏彩超,结果确实是冠心病。

肌缺血缺氧的情况下,尤其是发生在心脏的下壁或者右室时,除了心前区疼痛外,肩背部也可出现放射痛,但这种疼痛表现一般不会表现为针刺样疼痛。肩背部针刺样疼痛需要考虑其他疾病,如由于炎症、损伤、扭伤等因素造成的肋间神经痛、肋软骨炎或肩背部筋膜炎、肩周炎等局部软组织病变。

体力活动后或情绪激动时出现肩背部尤其是左后侧疼痛,伴有胸闷、胸痛、心慌、气短等且有压榨感、憋闷感,也可伴随有左臂、左前臂甚至左手无名指疼痛,服用一般止痛药效果差,可考虑冠心病的可能。这种疼痛一般持续时间长,需要警惕急性心肌梗死的发生。如果说仅伴有单纯的肩部刺痛,这就可能与心脏没有直接的关系。

♥ 不能忽视肩背部疼痛,发生肩背部疼痛时应当及时到医院就诊,具体检查一下,看是由哪种原因引发的,再进行针对性的治疗。

11 深呼吸后感觉胸部疼痛是冠心病引起的吗?

案例　在门诊上常有患者来咨询我,说自己呼吸时会出现胸部疼痛,疼痛的位置不固定,感觉像是针刺一样的疼痛,深呼吸的时候会加重,以至于只能轻轻地呼吸,有时候一天中反复疼痛,有时候一天疼不了几次,很担心自己心脏有问题。

一般情况下,随着呼吸出现的胸部疼痛多见于胸膜和肺部的炎症性疾病,这类疼痛会随着呼吸的加深而加重,可通过胸部 X 线检查或肺部 CT 检查来诊断胸膜和肺是否存在异常。若检查后确认肺、胸膜无异常,可以做进一步检查排除一下心脏的问题。

如果你仅有上述案例中伴随着呼吸的疼痛,请先不要担心,要好好休息一下,因为出现这样的症状,有时是身体在告诉你:你需要休息了。但是如果休息后仍然不能缓解,那么你就需要到医院咨询医生。对胸部进行X线检查或肺部CT检查,一般就能知晓胸膜和肺是否有问题。如果检查结果显示肺、胸膜并没有什么异常,但是确实存在不适,可以做进一步检查看是不是心脏的问题,可以通过心电图、心脏彩超来初步筛查是否存在心肌缺血、心功能异常等问题。

12 按压胸部感到疼痛是冠心病引起的吗？

案例

老孙在退休后出现胸口按压疼痛，当时情况不是很严重。后来他与小区广场舞队队员闲聊的时候，听 70 岁的老周说自己一直在吃速效救心丸，而且老周特别坚定地说，只要按压胸骨出现疼痛就是得了冠心病，就得吃速效救心丸，速效救心丸不仅可以用于日常治疗，在冠心病发作出现心绞痛时还能救命。老周在广场舞队甚至小区都有一定的威望，所以老孙对老周说的话深信不疑，于是直接把平时吃的药换成了速效救心丸。但吃了半年后，他还是经常出现胸骨按压后疼痛等不适，感觉速效救心丸的控制效果不是很好。他到医院检查后发现他根本没有得冠心病，原来他的胸骨疼痛是由于老年骨质疏松引起的，服用钙片后很快就得到了缓解。

现代社会人们精神压力普遍比较大，有些人会出现胸痛的表现，这一症状不容忽视。对于冠心病患者来说，胸痛往往意味着冠心病的急性发作表现，但出现胸痛并不一定是因为冠心病。

胸痛有很多种，如休息时出现的胸痛、活动后出现的胸痛、其他情况下出现的胸痛等。对于中老年患者来说，胸痛往往与冠心病有着一定的关系，但是按压后及体位变化时出

现的疼痛可能并不是由于冠心病所致。胸痛的原因有很多，在很多情况下，它与心脏有关，但也可能是由肺、食管、肌肉、肋骨或神经等病变引起的，其中一些情况很严重，即使不是冠心病引起的胸痛，也有可能会危及生命。

按压胸部对于冠状动脉血流的影响微乎其微，其影响更多的是对浅表脏器及胸膜、肋骨等，可引起压迫性或炎症性疼痛等。

胸部按压痛需要考虑肋骨骨折、肋软骨炎、肋间神经痛及带状疱疹等疾病。例如，胸骨骨折也可以引起胸前区的疼痛，但这与冠心病并没有关系。同时，青年男性患者还容易出现胸膜炎等疾病，呼吸时及按压后都有可能导致胸前区出现明显的疼痛。如果有不明原因的胸痛，确认其原因的唯一方法是请医生进行评估，可以考虑做 24 小时动态心电图、冠状动脉造影及 CT 、胸部 X 线检查，这些检查都有助于诊断是否是冠心病引起的胸前区疼痛。

对于很多中老年患者来说，一方面因年纪较大，其冠心病的发病率明显升高，另一方面因年龄的增长而出现骨质疏松等症状，通常会出现肋间及胸骨骨折症状，如果不加以区分，往往考虑可能是冠心病引起的胸前区疼痛。对于骨折患者来说，按压后会出现明显疼痛，这与冠状动脉狭窄并没有关系。

♥ 对于老年人发生的肋间神经痛及疼痛，缓解方法有：保持情绪稳定、精神放松、戒除不良的嗜好、适当进行体育锻炼以改善心肺功能、合理饮食、养成良好的生活习惯、注意补充钙剂等。

13 上腹部疼痛伴有恶心、呕吐，是冠心病引起的吗？

案例

一天夜里，27 岁的小李在熟睡时突然感觉上腹部不适，因为之前经常夜间饮酒，他以为是胃病犯了，便吃了点胃药，也没当回事。过了不久，小李感觉疼痛加剧，放射至背部数十秒后，胸痛范围扩大、程度加重，不断出冷汗，卧床休息 10 分钟后症状并无缓解。小李立即拨打了"120"急救电话，急诊检查后发现是急性心肌梗死。

有可能是。

除了常见的典型症状，冠心病也可出现非典型的症状，比如上腹疼痛伴有恶心、呕吐等胃肠道症状，应与急性胃肠炎相鉴别。此外，如果冠心病患者已有右心功能不全，此时右心室梗死可导致急性右心衰竭，引起胃肠道和肝脏淤血，此时也会有腹胀、呕吐、食欲减退的表现。同时，冠心病发生急性下壁心肌梗死也可以引起恶心、呕吐等消化道症状，这主要与迷走神经受到坏死心肌的刺激及心排血量降低、组织灌注不足有关。

因此，怀疑自己患冠心病时，我们可做心电图了解是否有心脏缺血的症状，必要时行冠状动脉造影来进行影像学的

确诊。同时，针对呕吐情况，也可以做胃肠镜来了解胃肠道是否有异常的表现。

出现恶心、呕吐症状的冠心病患者，首先要排除冠心病心肌梗死引起的呕吐，其次考虑是否为冠心病合并胃肠病变引起的呕吐，明确病因后再采取有针对性的治疗是非常重要的。所以冠心病患者如果出现恶心、呕吐现象，应及时就医。同时冠心病患者的恶心、呕吐本身也会加重心肌缺血，及时止吐、改善胃肠功能，对于预防心肌缺血也极为关键。

14 感觉嗓子发紧但没有疼痛感，是冠心病引起的吗?

案例

55 岁的老马是个体育爱好者，在单位体检中查出患有冠心病，但他胸口一点儿都不疼，只是运动后嗓子发紧，还伴有心慌气短。刚开始，老马还以为是自己的身体锻炼得不够，幸好体检后及时发现原因，老马接受治疗后症状控制得不错，现在又能继续愉快地锻炼了。

可能是。一些冠心病患者的典型症状较不明显，发病较为隐匿，最初始的症状并不是胸前区明显的疼痛，而是出现一些非典型症状如嗓子发紧，这种症状一般在中老年人群中更为常见。

同时，我们需要将冠心病出现的嗓子发紧与其他疾病鉴别，比如咽喉本身的疾病，如慢性咽炎、哮喘等，或者一些消化系统疾病，如反流性食管炎等。

如果出现嗓子发紧，但是没有疼痛感时，应及时到心血管内科就诊，排查冠心病，然后检查是否有其他系统的疾病。

♥ 老年人的生理功能衰退，对疾病的反应变得迟钝，有些人甚至患上了严重疾病也不会有异常的感觉，这应该引起重视。当出现不适时，应及时到医院检查，以免贻误治疗时机。

15 胸闷、心慌但无胸痛，是冠心病引起的吗？

有可能是。

我们常说的胸闷气短，很多时候是一种主观感受，症状较轻的，咬咬牙就能忍过去；症状重的患者往往感觉胸部像被一块大石头压着，呼吸困难，甚至有窒息的感觉。很多人认为，胸闷、心慌但胸不痛并不是冠心病，但实际上在门诊或急诊当中，有典型的冠心病胸痛表现的冠心病患者仅占20%，而胸闷是比胸痛更典型的心绞痛症状，尤其是活动后出现的胸闷。

冠心病患者的胸闷症状主要与心脏供血不足、供氧不足有直接的关系。冠状动脉血管狭窄或者直接出现阻塞痉挛，会造成心脏的缺血缺氧，进而造成呼吸困难和胸闷。对于怀疑自己有冠心病同时又出现胸闷、心慌表现的患者，应立刻停止活动并及时前往医院就诊。

但同时应注意，冠心病并不是导致心慌、气短、胸闷的唯一原因，其他疾病，如心肌炎、甲状腺功能亢进、糖尿病、脊柱炎等，甚至只是休息不好或情绪激动，都可能导致上述症状。

如果发病时间较长，且没有明显诱因，应用治疗冠心病药效果也不好，冠状动脉造影显示正常，就不是冠心病了。

16 "胃病"一直治不好，原来竟是冠心病？

案例

我曾遇到过一位姓杨的患者，他在晚饭后出现上腹疼痛，为剑突下隐痛，难以缓解，由于他有多年的胃病病史，以为是胃痛，便自行到私人门诊输液。可一两个小时过去后，他的上腹痛症状并无明显好转。在凌晨，他被家人送到急诊科就诊，值班医生紧急给他做了心电图检查，提示急性前壁心肌梗死，并建议立即送导管室行冠状动脉造影检查。听说可能是心脏问题，还要做造影检查，这时他急了，对着医生大吼道："明明是胃痛，怎么可能是心肌梗死？为什么要做冠状动脉造影检查？你们是不是想要钱？那也不能乱来啊！"值班医生虽然感到很无奈，但还是很耐心地和他解释，最后他和家属才同意行冠状动脉造影术检查。他躺在手术台上时反复嘱咐医生一定要认真检查清楚。最终，他的检查结果为急性前壁心肌梗死。因为救治及时，才没有发生意外。如果误将心脏病当成胃病，只会延误诊治时机。他后来说，这次的无知差点害了自己，至今回想起来，仍然让他心有余悸。

冠心病和胃病都会引起胸闷气短，因此常常被混淆。

两者经常被混淆主要是因为疼痛部位相似。第一，食管由迷走神经及交感神经支配，患者患食管反流病时，胃酸可以刺激食管引起胸骨后烧灼、疼痛的感觉，同样冠心病也可以表现为胸骨后疼痛。第二，**两者都有相似的诱发因素。**食管反流病可在饱餐后、睡眠时发作，也可在情绪激动时发作，其诱因与心绞痛特别是自发性心绞痛的诱因非常相似，疼痛的部位又都在胸骨后，所以**很多患者发生心绞痛时便以为是胃痛发作而耽误了最佳的治疗时间。**

一般情况下，疾病的体表症状与病变脏器的解剖部位是相对应的。如冠心病、心绞痛、心肌梗死的典型症状是心前区、胸骨后疼痛；胃炎、消化性溃疡的典型症状是上腹部疼痛；大叶性肺炎的典型症状是胸痛；胆系感染、胆石症的典型症状是右上腹部疼痛；急性阑尾炎的典型症状是转移性右下腹疼痛；等等。而对于非典型症状的疼痛，有时与病变脏器的解剖部位不相对应，这可能是由神经的牵涉或解剖部位的生理变异所致。如急性下壁心肌梗死，有些患者单独出现上腹部胀满疼痛伴恶心、呕吐，甚至出现肠胀气、呃逆等胃肠道症状，而并非心前区、胸骨后的疼痛。如果此时未做心电图等相关辅助检查，容易误诊为胃病，从而延误患者病情或致其猝死。

如果怀疑自己有冠心病，应及时前往当地医院治疗，做能明确自己是否患有冠心病的检查，如动态心电图、冠状动脉CTA、冠状动脉造影等。

17 腿部麻木、疼痛与冠心病有关系吗?

1. 腿部麻木、疼痛有可能是冠心病引起的

一般认为,当心绞痛发作时,疼痛往往只会放射到冠心病患者的左肩、左臂及左手内侧的食指、无名指和小指。国外心脏病专家最新研究发现:**有些患者在心绞痛发作时表现出来的却是下肢腿部放射性疼痛。这一点不仅常常被人们忽略,而且还容易被误认为是腿部疾患,以致耽搁了对冠心病的诊断与治疗,甚至造成严重后果。**

在日常生活中,心绞痛向腿部放射并不少见,只是尚未引起人们足够的注意和重视。这种疼痛有的放射到单腿,有的放射到双腿;有的放射到大腿,有的放射到小腿;极少数患者甚至始于腿部,经腹股沟、腹部,最后扩展到左胸部。**此类冠心病患者心绞痛的另一个特点是,疼痛只放射到腿的前部,有时到达内侧的四个足趾,但未放射到腿的后部。**通过对患者进行心电图、冠状动脉血管造影等检查证实,腿部发生疼痛的同时,确实存在着心脏的缺血性改变。触摸患者的腘动脉、足背动脉时,感知搏动正常,可以排除腿部的血管疾患。这类患者经过休息和含服硝酸甘油数分钟后,腿痛与胸痛的症状可同时得到缓解。上述情况足以说明腿痛是从心脏放射而来的。

2. 心绞痛为何会放射到远离心脏的腿部

心脏的感觉纤维分布在颈和胸部的交感神经节上，因而心绞痛常放射到颈、胸交感神经所支配的左肩、左臂等处。但有的心脏的感觉纤维不仅局限于此，其感觉神经纤维还延伸到腿的前部及足内侧四趾。这时又由于心脏的感觉神经纤维未分布到骶交感神经节，因此尽管心绞痛可放射到腿部，但不会放射到受骶交感神经节所支配的腿的后部及第五个脚趾。

3. 腿疼还可能是下肢动脉栓塞引起的

由于腿部疼痛离心脏所在部位较远，且与冠心病的表现有较大差异，因此很多患者会认为腿部疼痛与冠心病并没有关系，而是关节炎、腰椎疾病等引起的，但其实腿疼也可能是下肢动脉栓塞了。下肢血管在心肌梗死、心力衰竭、心房颤动、心脏瓣膜疾病支架手术等情况下，均可能会出现因体内血流缓慢、心内膜受损、凝血因子增多而产生血栓。这类血栓会自主脱落并随着血流四处漂流，当脱落的血栓随血流流至下肢动脉时，可能就会堵塞在下肢动脉里，引起下肢动脉栓塞。建议 45 岁以上的人群每年进行下肢血管的检查，冠心病及经皮冠状动脉介入治疗（PCI）术后的患者尤其要注意。

腿部疼痛、麻木的原因多种多样，首先要确定其病因、疾病的种类，然后根据不同的疾病进行相应的治疗，才可以获得比较好的效果。

18 胸部烧灼样疼痛是心绞痛引起的吗?

胸部烧灼样疼痛可能是心绞痛的相关症状,但有许多其他部位的疾病,比如胃食管反流病、胃炎、胃溃疡,以及急慢性呼吸系统疾病等也可能出现胸部烧灼样疼痛。这个时候就需要看有没有其他伴随的症状,如恶心、呕吐、反酸、烧心、食欲减退、咳嗽、咳痰、憋闷等表现。**如果胸部正中或者偏左部位有烧灼样疼痛,且发作时有胸闷感、窒息感,偶尔还**

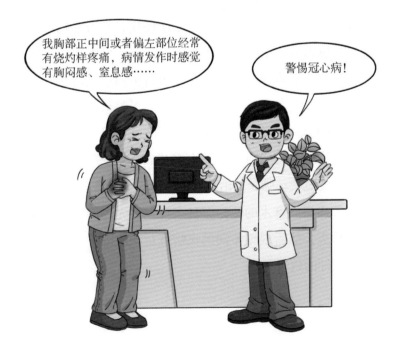

我胸部正中间或者偏左部位经常有烧灼样疼痛,病情发作时感觉有胸闷感、窒息感……

警惕冠心病!

伴有濒死感，若休息后或舌下含服硝酸甘油后症状能很快缓解的话，就要考虑冠心病、心绞痛的可能，这个时候患者往往可用一整个手掌或用捏紧的拳头来指明不适的部位。出现胸部烧灼样疼痛后，应及时去医院做全面的检查，明确病因及病情严重程度，并进行下一步有效的治疗。

19 冠心病与遗传因素有关吗？

冠心病具有一定的遗传倾向。如果一个人的父母都患有冠心病，那么他患有冠心病的概率会比正常人高。

冠心病是一种多基因遗传疾病，并不是单一某个基因就可以决定后代是否患病。最新的研究进展已经发现了冠心病相关突变位点，以及 200 种以上的易感基因，通过计算遗传积分可以判断一个人患冠心病的风险。冠心病的遗传现象在早发冠心病家族史中更为明显。早发冠心病家族史指的是家族中一级亲属男性（父亲/儿子/兄弟）小于 55 岁，女性（母亲/女儿/姐妹）小于 65 岁发生冠心病，他们遗传冠心病的倾向会偏高。

♥ 冠心病呈家族聚集性分布，这是由于同一家族成员的生活方式、饮食结构、起居习惯等类似，以及一人吸烟导致其他人被动吸烟等，这些均可造成冠心病的家族遗传倾向。如果冠心病患者能改变不良的生活习惯，注意加强体育锻炼，增强体质，会极大降低冠心病的发病概率。

20 为什么现在有越来越多的年轻人得冠心病?

冠心病是一种冠状动脉发生病变导致心脏供血不足的心脏疾病。正常人的冠状动脉有很强的代偿能力，人体运动量增大时，血流量可以增加 6~7 倍，但是如果发生冠状动脉粥样硬化性病变，血管内由于脂肪斑块堵塞变得狭窄，就可导致心脏供血不足，产生胸痛等心绞痛表现。冠心病患者多数是中老年人，但是现在越来越多的年轻人也患上了冠心病。

研究表明冠心病有许多危险因素：

（1）**遗传因素**。患者的父母如果在非常年轻的时候发生了急性心肌梗死，那患者的遗传风险就非常大。

（2）**高脂血症**。低密度脂蛋白胆固醇增高，是形成冠心病的重要危险因素，所以平时要注意少吃肥肉，少吃油炸食品，尽量减少高胆固醇食物的摄入。

（3）**高血压**。高血压引发冠心病主要见于高血压病程比较长，平时血压控制不好的患者，如果患者的父母因为高血压并发了冠心病，那患者发生冠心病的风险会更高。

（4）**糖尿病**。患者的糖尿病病程在 10 年以上，特别容易并发冠心病，糖尿病患者平时一定要控制好血糖。

（5）**高尿酸血症**。高尿酸血症已成为冠心病的独立危险因素，高尿酸血症患者平时要注意少吃海鲜、多喝水。

（6）**吸烟**。吸烟能加速动脉粥样硬化的形成和发展，有冠心病家族史的人一定要戒烟。

（7）**肥胖**。运动过少、高脂饮食都可能导致肥胖，肥胖是冠心病的重要危险因素之一。

随着社会的发展，现在的年轻人工作和生活都处于高度紧张状态，饮食不规律、压力过大、缺乏锻炼，加上很多人还有喝酒、抽烟、熬夜的习惯，这些都是易导致冠心病的危险因素，久而久之，心脏就会出现问题，冠心病也就随之而来。

♥ 冠心病是一种慢性疾病，发病的危险因素多种多样，但有很多因素是可以干预和纠正的，因而对有关危险因素的检测和控制是今后防治冠心病的关键。尤其是对于年轻人，若能在临床疾病出现之前了解疾病的倾向性，我们就可以通过筛选高危人群，来事先干预动脉硬化的进程，从而延缓或防止疾病的发生。有研究表明，动脉粥样硬化在中青年时期进展最快。所以，预防冠心病要尽早开始，不能放松警惕。

21 感冒能诱发冠心病吗?

冠心病的主要诱因有吸烟、肥胖、高血压、高血糖及血脂异常等,但越来越多的研究表明,流行性感冒亦可作为独立因素诱发心血管事件。**一般情况下,流行性感冒并不会诱发冠心病,但是严重的流行性感冒可以使肺功能受到影响,增加全身血氧的需求量,增加心脏的负荷,影响心血管系统,尤其对于心脏功能差的患者来说,非常容易诱发冠心病,从而对病情造成严重影响。**

总之,如果患者原来没有冠心病,得了一场感冒之后出现胸闷、胸痛,一般不会是冠心病,这时候应该多注意休息,多喝温水,并且可以适当服用一些治疗感冒的药物,这样可以缓解症状,加速身体的恢复。如果冠心病患者因感冒并诱发了心绞痛,应及时舌下含服硝酸甘油,以扩张冠状动脉,改善心肌血液灌注,减轻疼痛,并尽早去医院就诊。在日常生活中,我们应该有预防感冒的意识,要注意根据温度的升降及时添减衣物,尽量避免感冒的发生。当然,冠心病患者尤其应当有这种预防意识。

22 为什么冠心病患者在冬季更容易发病?

大量临床资料显示,在冬季,冠心病患者的发病率较高。冬季的低温环境,一方面,会使冠心病患者的血管收缩,血压上升,致使其冠状动脉痉挛;另一方面,会使患者产生应激反应,使其心率逐渐加快,血压逐渐升高,心脏的压力越来越大,从而导致冠状动脉血管变得更加狭窄,粥样硬化斑块破裂出血,最终引发急性血管堵塞,导致心肌缺血缺氧,从而坏死。

想要预防或者减少在冬季冠心病的发病,并不是一件很困难的事情。一方面,我们在平时生活中要注意气候的变化,当冷空气来袭时,要注意保暖;在洗澡前,用取暖设备对卫生间进行预热;做好自身的防护,预防感冒,做好冠心病的相关预防工作;对寒冷适应性较差的人,应定时服用长效异乐定等常用药物,以有效扩张冠状动脉;一旦发生可疑的心绞痛,要马上进行家庭急救,将硝酸甘油片或麝香保心丸含在舌下,然后再拨打急救电话。另一方面,我们要合理饮食,适当锻炼,提高自身免疫力;同时还要多补充水分,防止因缺水造成血管阻塞。因此,对于冠心病患者而言,冬季做好自身的防护,可以减少此疾病的发病。

23 心肌梗死发病前有什么表现?

心肌梗死属于冠心病中一种比较严重的类型。严重的心肌缺血导致冠状动脉管腔完全闭塞，从而引起心肌严重的缺血坏死，称为心肌梗死。

往往在心肌梗死发病前数日，患者表现为胸部不适，如活动时心悸、烦躁、心绞痛等前驱症状，尤其以新发生心绞痛，原有心绞痛加重最为突出。既往含服硝酸甘油或消心痛可以缓解，但在发生心肌梗死之前这种情况的缓解不是非常理想，有一些患者还会出现血压的下降，或者恶心、呕吐等胃肠道症状。具体来说，**心肌梗死发病前的具体表现有:**

1. 胸痛

夜间或休息期间胸痛，很有可能是心肌梗死的前兆，应引起重视。

2. 心慌憋闷

在心脏健康的情况下，人一般不会出现乏力、胸闷等症状。所以如果出现心慌、憋闷的情况，尤其是休息或运动期间出现气短、胸闷等问题，且随时间推移逐渐加重，这时应引起重视，及时就医并配合医生进行相关检查及治疗。

3. 虚弱疲惫

虚弱疲惫被认为是心肌梗死的一个信号。在没有生病，无劳累及熬夜的前提下，突然间感到特别疲惫虚弱，需引起重视。因为**在没有其他诱因的情况下，出现极度的虚弱疲惫，很有可能是由于人体血液循环受阻所致，而血液循环受阻容易造成心肌梗死，因此我们要对身体的这些异常信号予以重视**，及时就医，防患于未然。

4. 躯体疼痛

躯体疼痛很常见，健康的人在劳累、情绪激动等诱因下，也会出现手麻、脚痛、头痛、牙痛等躯体疼痛的情况。但如果无上述诱因，却总是出现牙痛、腹痛等局部疼痛就要引起重视了，因为它们极有可能是心肌梗死的前兆。

5. 心绞痛情况加剧

原本心绞痛症状并不严重的患者，如果突然频繁出现心绞痛症状，且每次都较上次严重,提示心肌缺血症状逐渐加剧,

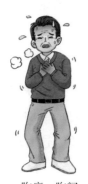
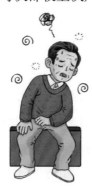
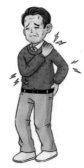
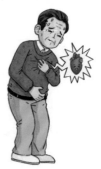

胸痛、胸闷、有压榨感　　乏力、虚弱疲惫　　下颌、颈部、肩部、手臂（内侧）等身体局部疼痛　　心绞痛症状突然频繁

任其发展很有可能引起心肌梗死的发作。

　　以上就是心肌梗死发作前的征兆，日常的预防是非常重要的。有很多体质较为特殊的人更要注重这一问题，如中老年人群，该人群为心肌梗死的高发人群。患有心肌梗死的中老年人群也容易出现心源性休克或心力衰竭等并发症。因此，中老年人群平时更要多注意身体有无上述异常情况，平时多锻炼以控制体重，戒烟限酒，规律饮食，控制好"三高"（高血压、高血糖、高血脂），这样能很好地预防心肌梗死。同时要多注意休息，保证充足的睡眠，使身体的免疫力更高，使心脏能正常运作。

24 为什么说心肌梗死可以要命？

通俗地说，心肌梗死就是向心脏提供营养物质的血管发生堵塞，导致心脏缺血缺氧，引起心脏坏死。心肌细胞为不可再生细胞，即心脏部分心肌发生梗死后，无法由梗死区域周围的正常细胞再生修复。心肌梗死猝死率很高，且医院以外发生的心搏骤停的抢救成功率极低。所以说，心肌梗死是要命的病。

25 心绞痛发作30分钟以上不缓解是不是急性心肌梗死？

　　心绞痛发作之后会持续数分钟，一般不超过 15 分钟，如果超过 30 分钟的话，必须高度怀疑是否合并急性心肌梗死。

　　急性心肌梗死是冠状动脉急性、持续性缺血缺氧所引起的心肌坏死。其有典型的临床表现，如胸痛或胸部不适持续较长时间，持续时间常超过 30 分钟；特征性的心电图改变，如心电图呈急性心肌梗死样改变，比如 ST 段呈弓背向上型抬高、出现宽而深的 Q 波和 T 波倒置；休息及服用硝酸酯类药物不能完全缓解；伴有血清心肌酶及肌钙蛋白增高，常可危及生命。

26 心肌梗死一定会有心电图的表现吗？

案例

一位男性患者，54 岁，因胸闷 1 小时到医院就诊，心电图检查提示 V_1~V_5 导联 T 波高尖，心电图报告未提示急性心肌梗死。检查后患者在自行步行回诊室途中突发室颤死亡。

心肌梗死不一定会有心电图的表现。

一般情况下，有特异性心电图改变，提示发生了心肌梗死。心肌梗死后，大部分患者的心电图上有特征性的心电图变化，如 ST 段呈弓背向上型抬高，出现病理性 Q 波、T 波倒置等。

但也有些心肌梗死患者没有明显的心电图变化或者心电图表现不够典型，如超急性期患者可在数小时后才出现 T 波的改变，急性期患者可在数小时后才出现 ST 段的抬高等。因此，我们应该观察心电图的动态改变。

27 心电图提示心肌缺血是怎么回事?

心肌缺血是指心脏的血液灌注减少,引起心脏供氧减少,心肌能量代谢异常,不能维持心脏正常工作的一种病理状态。心前区疼痛是最典型的症状。心脏活动所需要的能量绝大部分来自心肌细胞的有氧代谢,即便在安静的状态下,心肌的血氧摄取率也很高(70% 左右),正常情况下,机体可通过自身调节,促使血液供需相对恒定,保证心脏正常工作。当某些原因导致心肌血液供需失衡,就会发生心肌缺血。心肌缺血最常见、最主要的病因就是冠心病。

随着我们生活水平的不断提高,心肌缺血在我国的患病率呈逐年上升的趋势,目前已成为中老年人的常见病和多发病,部分 20~30 岁的年轻人也出现了心肌缺血的症状。

心肌缺血通常发生在冠状动脉粥样硬化的基础上。当一部分心肌缺血时,心电图上表现为缺血区域对应导联出现 ST-T 段改变(ST 段的抬高、压低,T 波高尖、低平、倒置等),所以平时的诊断过程中常将心电图 ST-T 段改变作为心肌缺血、心绞痛、心肌梗死的一项参考指标。

那么,心电图提示心肌缺血是怎么回事?

心电图提示心肌缺血,一般指心电图 ST-T 段的改变,但这并不一定就代表心肌缺血。仅仅心电图 ST-T 段的改变对心肌缺血确诊意义不大。**心肌缺血的诊断需要通过明确患者是否有心肌缺血的危险因素及是否有典型的心肌缺血症状来判断，而非仅仅靠普通的心电图结果。** 如高度怀疑是心肌缺血，需要进行冠状动脉造影，根据其结果进一步明确诊断。那些没有心肌缺血危险因素的青年女性，得冠心病的可能性相对会低一些。

引起心电图 ST-T 段改变的因素有很多，如心电图基线不稳、呼吸因素、左心室肥厚、自主神经功能紊乱，以及精神心理因素等，都有可能引起心电图 ST-T 段的改变。健康人也有 10%~30% 的可能性出现心电图 ST-T 段改变，如更年期女性的心电图也会出现 ST-T 段改变。因此，没必要单纯因为心电图的 ST-T 段改变而有很大的心理压力。

同样，心电图正常也并不能完全排除冠心病。冠心病在非发病时期，50% 以上的患者普通心电图结果显示正常，检出率为 30%~50%。因此，当患者出现胸闷或不适等异常症状时，动态心电图 ST-T 段的改变相比普通心电图 ST-T 段的改变更有意义。

28 冠心病与心肌缺血的区别是什么?

心肌缺血不等同于冠心病。

冠心病即冠状动脉粥样硬化性心脏病,典型症状为胸闷、胸痛,活动后加重。冠心病主要是由冠状动脉管腔狭窄或闭塞所致的心脏功能障碍。心肌缺血是由于心脏血液灌注减少,使得心脏供氧不足,心肌能量代谢异常,从而无法支持心脏正常工作。心肌缺血的病因除了冠状动脉粥样硬化外,还包括炎症、创伤、先天性畸形、组织结缔性疾病、栓塞和痉挛等。

1. 二者的发病原因不一样

心肌缺血是血液供应量不足引起的,多发于中老年人群,心脏瓣膜病、血液黏稠、冠状动脉阻塞和低血压等都会引起心肌缺血。

冠心病的发病原因复杂,与性别、遗传、年龄及不良的生活习惯都有关,且发病人群广泛,青年和老年人都可能患病。

2. 二者的临床症状不一样

虽然心肌缺血和冠心病有共同的症状,不过也有一定的差异。

心肌缺血患者易疲劳,劳累后会出现胸闷、胸痛,不过休息几分钟后就能好转。也有部分心肌缺血患者可出现心力衰竭、心慌心悸、心绞痛、血压持续降低和晕厥等。

冠心病的症状较复杂，除了有以上症状外，也会出现高血压、呕吐和发热，甚至发生猝死。

3. 二者的治疗方法不一样

大多数心肌缺血患者无须手术治疗，通过生活干预和药物治疗就能得到有效控制。但重度冠心病患者需做植入支架手术，扩张狭窄的血管来减轻冠心病症状。

| 第二篇 |

冠心病最喜欢什么样的人
——冠心病易患人群

29 哪些生活习惯会导致冠心病？

案例

我在门诊坐诊时，曾碰到一个特殊的病例：一个 20 岁的小伙子被诊断为急性心肌梗死，从县医院转诊到了省级三甲医院。根据我的经验，急性心肌梗死大多见于 40 岁以上的中老年人，很少见到年轻人。这使我不由得仔细观察并琢磨，这个小伙子体形肥胖，看起来有 100 kg 左右，经过了解发现，他有很多导致冠心病发生的不良习惯，比如经常吃外卖、熬夜打游戏、吸烟等。

下面我们详细介绍一下可能会导致冠心病发生的不良生活习惯。

1. 不良饮食习惯

改革开放之后，中国居民的生活水平得到了明显的提高，从以前的吃不饱、穿不暖到现在的不愁吃、不愁穿，营养水平也得到了较大的提高，因此超重、肥胖问题逐渐突出，慢性病患者数量呈明显上升趋势。研究发现，中国居民膳食中新鲜蔬菜、杂粮、水果、大豆类等食物的摄入量远远低于 WHO（世界卫生组织）的推荐量，而食用盐和食用油的摄入量则超过 WHO 的推荐量，尤其是当代年轻人会经常点外卖或者外出就餐，饮食中油脂含量极度超标。**这种不良的饮食习惯长期发展下去，就有可能会引发代谢紊乱，导致高脂血症、肥胖等，从而引起冠心病、糖尿病等的发生。**要预防冠心病的发生，我们要养成良好的饮食习惯，平时要注意低盐、低脂饮食。

2. 吸烟

由于当代社会生活节奏加快，压力增加，吸烟的人数呈直线上升趋势。相关统计数据显示，全球因使用烟草引发的冠心病死亡数占冠心病死亡总数的 20% 左右。**不管是吸烟者还是二手烟吸入者，均存在冠心病发病的风险。吸烟使冠心病的发病率提高了 3.5 倍，心肌梗死的发生风险增加了 2~6 倍。**无论从任何时候开始戒烟，都可以降低冠心病的发病风险和死亡风险。所以，预防冠心病的发生，首要任务是戒烟。

3. 缺乏运动

相关研究报告称，**缺乏运动是引起冠心病的一项独立危险因素，随着运动量的增加，因心血管疾病导致的死亡率则显著下降。**

长期缺乏运动，可能会导致脂肪沉积，尤其是腹部、臀部及大腿等中心性区域的脂肪沉积，易引起肥胖、脂肪肝、胰岛素抵抗（胰岛素抵抗长期发展会导致糖尿病的发生）等代谢性疾病。因此，想要预防冠心病的发生，我们应当适量增加体育锻炼。当运动达到一定的量后，冠心病的发生风险可明显降低，适当增加运动量甚至能够降低 25% 心血管疾病的死亡风险。

4. 精神长期紧张、焦虑

健康人在紧张、焦虑的情况下会脸红心跳、呼吸困难，这是因体内交感神经兴奋所释放的儿茶酚胺（儿茶酚胺包括肾上腺素、去甲肾上腺素等）导致的。而**长期处于精神紧张、焦虑等不良情绪的人，体内的儿茶酚胺含量明显增加，心率增快，心肌耗氧量明显升高，长此以往就容易导致冠心病的发生。同时，长期处于精神紧张、焦虑等不良情绪中的人，其体内血小板聚集现象明显，导致血液黏稠度增加，易形成血栓，同样引起冠心病发病风险的增加。**

5. 性格急躁、易激动

性格偏急躁的人更容易发生冠心病，这种性格在医学上称为 A 型性格。这种性格的人易于情绪激动，从而导致交感神经的兴奋，引起心率增加，心肌耗氧量增加，加速动脉粥样硬化的形成，从而导致冠心病。

6. 熬夜、睡眠不足

睡眠是人体必不可少的一项基本生理现象。相关流行病学研究发现，睡眠不足的人群发生冠心病的风险明显增加。**睡眠不足会通过血管反应性降低、个体体内炎症介质水平升高、氧化修饰的脂蛋白水平增高等途径导致冠心病的发生、发展。**

30 吸烟为什么会导致冠心病?

吸烟是导致心脑血管疾病发生的独立危险因素，随着吸烟量及吸烟时长的增加，人们患高血压、冠心病的风险逐渐增加。烟草中有多种有害物质，如尼古丁、一氧化碳、苯、氯仿、甲醇等，其中尼古丁还有致人上瘾的作用。烟草中的这些有害物质使吸烟者发生冠心病的风险增加。二手烟的吸入同样是导致冠心病发病率提高的危险因素，并且吸入二手烟带来的危害不亚于直接吸烟。

下面我们深入探讨一下吸烟导致冠心病发生、发展的原因。

1. 吸烟可导致血管舒缩障碍

正常情况下，体内血管会依次反复收缩、舒张，使得血管内血液正常流动，而血管最内层的血管内皮细胞会分泌一氧化氮，调节血管的收缩、舒张。吸烟可导致一氧化氮的活性显著降低，从而影响血管的舒缩功能，使血液流动受到影响，血流速度变缓，易于形成血栓堵塞血管，进而导致冠心病的发生。

2. 吸烟可引起体内炎症反应

冠心病属于一种慢性炎症性反应，对比性研究结果发现，与不吸烟者相比，吸烟者外周血的白细胞计数增加 20%~25%。同时吸烟者体内的多种炎症指标（如 C 反应蛋白、血沉等）均明显升高。内皮细胞表面白细胞的聚集是动脉粥样硬化发生的早期病理表现，内皮细胞分泌的一氧化氮也是一种调节因子，能协调体内炎症反应、白细胞黏附、血小板激活和血栓形成等过程。吸烟导致的一氧化氮降低会引起体内炎症反应增加，增加白细胞与内皮细胞的相互作用，导致白细胞的局部聚集增加，从而发生冠心病。

3. 吸烟可引起体内脂质谱的改变

吸烟可以促进动脉粥样硬化的发生、发展，部分原因是其可以改变吸烟者体内的脂质谱。研究表明，吸烟者体内的胆固醇、甘油三酯和低密度脂蛋白水平显著升高，而高密度脂蛋白水平则显著降低。但导致脂质谱改变的具体机制目前尚不清楚。

❤ 吸烟对机体带来的危害巨大。因此，早日戒烟成为预防各种慢性病（包括冠心病）的关键。

31 为什么说饮酒对冠心病患者危害大?

生活种常说的"适度饮酒有益于健康"是一种错误的说法。据最新研究报道,酒精的摄入会对心脑血管产生不良影响。尤其对于冠心病患者来说,饮酒可能会导致严重的后果,使其死亡风险明显增加。具体原因如下。

1. 饮酒会改变体内脂质谱

酒精及其代谢产物的降解都是通过肝脏完成的,饮酒显著增加了肝脏的负担,而体内脂质谱的调节也主要是由肝脏来完成的。饮酒使得肝脏脂蛋白脂肪酶的活性降低,体内低密度脂蛋白水平上升,同时血中低密度脂蛋白降解速度减慢,血中甘油三酯水平上升,改变饮酒者体内的脂质谱,使血脂升高,促进动脉粥样硬化的发生、发展。

2. 酒精对心肌细胞有直接伤害作用

有研究发现,酒精的代谢产物如乙醛、醋酸盐等均可以损伤心肌细胞,从而加重冠心病,甚至引起心肌梗死。某些含酒精的饮品,也会对心肌细胞产生毒害作用。

3. 长期大量饮酒有可能导致酒精性心脏病的发生

有研究表明,长期饮酒会引起心肌细胞纤维化,导致心肌收缩力和舒张功能减退,严重影响心功能,导致冠心病患者病情急剧恶化。长期大量饮酒者甚至会发展成酒精性心脏病，心脏扩大，导致心力衰竭的发生。

32 哪种性格的人更容易得冠心病？

冠心病患者的性格或者行为似乎存在一些独有的特征。20 世纪 50 年代，弗里德曼和罗森曼等心脏病学者在研究中发现，冠心病的发生与心理社会因素有着紧密的联系。他们发现部分冠心病患者总是急躁、易怒、易激动；做事要求高效率、喜欢与同事或者朋友争高低；忙于工作、缺乏耐性，总觉得时间不够用；等等。他们将这类患者的性格定义为"A 型性格"。此外，他们还定义了"B 型性格"，其特点与 A 型性格相反，表现为做事悠闲自得、不争强好胜，一般不会感到时间紧迫，而且有耐心，对人宽厚等。有数据表明，冠心病在 A 型性格人群中的发病率是在 B 型性格人群中的 2 倍，而心肌梗死在 A 型性格人群中的再发率则是 B 型性格人群的 5 倍。

弗里德曼和罗森曼等人在实验中发现，当 A 型性格的人出现急躁、情绪激动等情况时，他们体内的心肌收缩力增强、耗氧量增加，从而导致心肌供氧 - 耗氧出现失衡，表现为胸闷、心悸、乏力等症状。同时，其甘油三酯、胆固醇等血脂指标水平的升高，会导致血液变得更加黏稠。这些因素的长时间作用就会引起冠状动脉出现粥样硬化。这也就是 A 型性格人群比 B 型性格人群更容易患冠心病的原因。

33 体形偏胖的人更容易得冠心病吗?

体形偏胖的人更容易得冠心病。

肥胖本身就是动脉粥样硬化的危险因素之一,现已被认为是一种疾病。肥胖是一种代谢疾病,由于人体摄入过多的能量而导致脂肪堆积,从而破坏人体的代谢平衡。除此之外,体形偏胖的人往往有冠心病的其他危险因素,如高脂血症、高血压和糖尿病。

张医生健康知识小锦囊

如何判断自己是否肥胖呢?

标准体重(kg)=身高(cm)-105。

体质指数(BMI)=体重(kg)/身高^2(m^2)。

体重超过标准体重20%或BMI ≥ 28 kg/m^{2}者即肥胖。

体形偏胖的人在饮食习惯方面往往是多油、多盐、多糖，体力活动不足，所以易患代谢综合征。代谢综合征就是包括肥胖、高脂血症、高血压、糖尿病等在内的综合性疾病。高脂血症、高血压、糖尿病在冠心病的发生、发展中有重要作用。

高脂血症患者血液中的脂质成分多，脂质成分进入血管壁，形成脂质条纹，相当于血管壁向管腔有一个小凸起，这便是冠状动脉狭窄的开端。这个小凸起会逐渐增大，从而引发冠状动脉管腔狭窄，导致冠心病的发生。

高血压患者血流对血管壁的冲击力增大，容易造成血管壁损伤，更有利于脂质成分进入血管壁，引起动脉粥样硬化。

糖尿病患者的血液处在高凝状态，这会使血栓更容易形成，血小板更容易富集在血管内壁的斑块上，这些都促进了冠心病的发生、发展。

综合以上研究，体形偏胖者确实更容易得冠心病。

♥ 保持一个良好的体形及正常范围内的体重对我们至关重要。这不仅仅是个人形象的体现，同时更是个人健康的体现。

34 只有老年人才会得冠心病吗？

案例

我曾经在门诊碰到一位年轻人，虽然他很年轻，但是由于工作压力大，平时不运动又不注重控制饮食，导致他体形肥胖。而且他年纪轻轻就染上了吸烟的恶习，又很"荣幸"地获得了"三高"。我猜想这位年轻人的血管状况大概率会跟老年人的差不多，极有可能年纪轻轻就患上冠心病。最终，经过检查，他确实患有冠心病。

并非只有老年人才会得冠心病。

老年人容易得冠心病是因为随着年龄增长，冠状动脉硬化的概率自然增加。除此之外，老年人多有冠心病发生、发展的各种危险因素。而且老年女性还因为绝经后不再分泌雌激素（雌激素有抗动脉粥样硬化的作用）而多发冠心病。

冠心病的危险因素主要是高血脂、高血压、糖尿病、吸烟、肥胖等，这些危险因素并非老年人所独有。近年来随着这些危险因素的年轻化，冠心病的发病也出现了年轻化趋势。随着生活节奏的加快、工作压力增大，加之一些不良的作息、饮食习惯，年轻人患冠心病的发病率逐年升高。

还有研究表明，冠心病已有发病年龄越来越小的趋向。

刚生下来的新生儿冠状动脉内膜十分光滑，十几岁的孩子冠状动脉内膜已有脂质条纹形成，多数年轻人已有不同程度的动脉粥样硬化存在。如果孩子存在不良饮食习惯，又缺乏锻炼，过高的血清胆固醇就会过早过快地侵犯冠状动脉。因此，科学教育，合理营养，预防冠心病，从年轻人抓起，已到了刻不容缓的地步。

由上文不难看出，冠心病年轻化与不良生活习惯密切相关。并非只有老年人才会得冠心病，冠心病已逐渐年轻化。因此，广大年轻人在日常生活中一定要保持良好的生活习惯，保持健康的生活和工作节奏，戒烟限酒、健康饮食、运动锻炼、学会减压。同时也要定期检测血压、血脂、血糖、尿酸，控制体重，发现问题及时就医。

35 男性更容易得冠心病吗?

大量的临床资料表明,男性的确更容易得冠心病。

目前公认的冠心病的主要危险因素包括高血压、高胆固醇血症、糖尿病、高尿酸血症、肥胖和吸烟等。但是这些已知的危险因素并不能完全解释冠心病的发病原因,比如冠心病的发病率具有明显的性别差异,男性性别也是一个独立的冠心病危险因子。性激素,尤其是雄性激素,既可直接作用于心血管系统,又可通过影响凝血及纤溶功能、单核巨噬细胞系统、内皮功能、血管平滑肌的增殖和迁移而间接影响冠状动脉粥样硬化斑块的形成,还可影响脂肪分布、脂质代谢、糖代谢及动脉血压等而引起冠心病危险因子表达的改变,从而导致冠状动脉粥样硬化和冠心病的发生、发展。由此可见,**男性雄激素分泌更高,更容易得冠心病。**

另外,**男性更容易得冠心病还与其内分泌紊乱有关。** 高强度的工作会使男性经常处于紧张的状态中,使其自主神经紊乱,激素分泌失调,血液黏稠度增加,脂质代谢紊乱,进而导致冠心病。此外,生活中不少男性存在不良生活习惯,比如吸烟、酗酒、高胆固醇饮食、不爱运动等,**这些不良习惯是冠心病的高危因素,也是男性更容易得冠心病的原因。**

36 长期口服避孕药更容易得冠心病吗?

长期口服避孕药更容易得冠心病。

避孕药是在性交行为发生前后采取的避免女性受孕的措施,一般是指女性用避孕药,多由雌激素和孕激素配伍而成。

长期服用避孕药物,有可能会引起激素水平的异常,导致整个内分泌系统的改变,并且可能会出现血脂异常,从而引起动脉管壁的组织和结构发生一系列相应的改变,增加得冠心病的风险。研究发现,大量服用避孕药会使血清脂质增加,使胆固醇及甘油三酯浓度上升,同时还会引起血液黏稠度的增加,致使凝血机制及纤溶反应改变,从而增加得冠心病的风险。所以说,长期口服避孕药是得冠心病的一个危险因素,应该慎重对待。

37

更年期与冠心病有什么关系？

大量临床数据显示，更年期女性更容易得冠心病。

更年期综合征又称围绝经期综合征，是指妇女绝经前后出现性激素波动或减少所致的一系列以自主神经系统功能紊乱为主，伴有神经心理症状的一组综合征，多见于 50 岁左右的女性，最典型的症状为潮热潮红、心慌心悸，也有可能出现胸闷、胸痛，但是与活动基本上没有关系，口服硝酸甘油的效果也很有限，主要是和情绪紧张、焦虑有关。

研究表明，雌激素可促进血脂的降解，改变体内胆固醇的分布，抑制动脉粥样硬化斑块形成，同时可以扩张血管，在预防心血管疾病的发生中起着重要作用。所以说，绝经前的女性不易得冠心病。而绝经后的女性由于卵巢功能衰退、体内雌激素分泌逐渐减少、代谢紊乱而引起血脂增高、血液黏稠度增加，从而引发动脉粥样硬化，冠心病的发病率显著增加。

♥ 绝经是女性冠心病的一个独特的危险因素。处于更年期的女性应当定期去医院体检，及时排查冠心病，做到早发现、早诊断、早治疗。

|第三篇|
敌人的朋友也是敌人
——和冠心病密切相关的疾病

38 得了冠心病后，脑血管、肾脏血管等其他血管是不是也会有问题？

是的。

经过前面的讲述，想必大家已经了解冠心病的发生过程，就是冠状动脉血管变窄了，堵死了，导致心脏供血不足、心肌缺血，甚至坏死。但是，冠心病的发生不仅仅是因为局部血管出现问题。

当我们的血管壁受损时，血脂便会乘虚而入，沉积在动脉血管壁上，再加上血液中钙质的沉积，随着时间的推移，动脉便会失去弹性，逐渐变得僵硬，最终形成动脉粥样硬化。如果把人体比作房子，那么血管就像这座房子的自来水管，血管内的粥样硬化斑块就像水管壁上的水垢。虽然每个房间都有自己的供水系统，但是整体房间的自来水管都是相通的，因此水垢自然不会只沉积在其中一个房间的水管中。一般来说，动脉粥样硬化常累及大中肌性动脉，比如主动脉、冠状动脉、脑动脉、肾动脉、肢体各动脉、肠系膜动脉等。

脑血管发生粥样硬化引起血管狭窄所导致的疾病就是我们经常听说的脑梗死。如果突然感觉到肢体麻木无力、口角歪斜、头痛、呕吐，甚至意识模糊，就要警惕脑梗死。另外，冠心病患者更加容易发生脑血管意外，这是因为此类患者需长期服用抗血小板聚集的药物，如阿司匹林，这种药会在一定程度上增加脑出血的风险。因此，如果得了冠心病，在预防心血管意外的同时，也应当时刻关注脑血管的健康情况。

同样，肾动脉也是全身重要血管之一，主要参与肾脏功能的维持及血压调节。肾动脉发生粥样硬化病变并引起管腔狭窄时，患者可出现血压升高，如肾血管长期狭窄可发生肾萎缩、肾功能减退，严重者可发展为肾衰竭。冠心病患者伴随有高血压时，可到医院排查是否为肾血管病变所引起，以便尽早采取干预措施。

此外，动脉粥样硬化也常累及颈动脉。颈动脉狭窄可引起脑供血不足，往往表现为头晕、眼前发黑、站立不稳、晕厥，甚至猝死等。大约有 20% 的冠心病患者伴随有颈动脉粥样硬化和颈动脉狭窄。可通过颈部血管彩超检查来确定是否有颈动脉病变。一般建议冠心病患者每年至少复查一次颈部血管彩超，如发现颈部血管有明确狭窄，应进行有效的干预。主动脉和下肢动脉也会出现粥样硬化症状。下肢动脉狭窄可表现为下肢麻木、跛行、皮肤温度降低、皮肤颜色改变、足背动脉搏动减弱等症状。严重的主动脉粥样斑块可侵袭主动脉中膜，引起穿透性溃疡，最终导致主动脉瘤、主动脉夹层等疾病。这些疾病非常凶险，如果突发胸部撕裂样疼痛，应立即去医院就诊，查明病因，及时治疗。

❤ 得了冠心病后，脑血管、肾脏血管、颈部血管等全身其他血管也可能会出现不同程度的粥样硬化，因此，对冠心病患者进行全身血管检查和相关疾病预防是非常有必要的。

39 冠心病、心绞痛和心肌梗死是不是同一种病?

冠心病最主要的一个症状是心绞痛,心绞痛进一步发展就会导致心肌梗死。而心肌梗死是冠心病发生发展过程中最危急的阶段,常常是致命性的。后两者都属于冠心病的范畴。冠心病是一大组疾病的统称,根据症状的不同,可分为无症状性心肌缺血、心绞痛型、急性心肌梗死型、缺血性心脏病型、猝死型。

当冠状动脉发生狭窄时,心肌供血不足,导致乳酸等代谢产物在心肌中堆积,从而引起心绞痛的发生。当心绞痛频繁发生和持续加重时,可演变成心肌梗死。但有时候没有心绞痛病史的患者可能也会突发心肌梗死。心绞痛发生时,常常被描述为胸前压榨感、憋闷感,还伴随有明显的焦虑,持续时间一般在几分钟到半小时之间,也有部分患者会描述为左侧臂部、肩部、下颌、咽喉部甚至是背部疼痛。心绞痛往往发生于用力、情绪激动、受寒、饱食等之后,但有时候心绞痛的表现并不典型,尤其是老年人,可表现为气紧、晕厥、虚弱、嗳气等。稳定型和不稳定型心绞痛是根据患者发病的频率和严重程度来分的,不稳定型心绞痛是急性心肌梗死的前兆。

当冠状动脉突然堵塞,导致心肌坏死时,就是发生了心肌梗死。患者会感觉到胸前持续性剧烈的压迫感、闷塞感，甚至出现刀割样疼痛，可仅位于胸骨后，也常常累及整个前胸，并以左侧为重。部分患者可感觉上臂、肩部、颈部、下颌及上腹部的疼痛，故易与腹部疾病混淆，而就诊于胃肠科。相较于心绞痛，心肌梗死持续时间更长，至少为半小时，甚至长达数小时，并伴随有低热、烦躁不安、多汗、恶心、呕吐、心悸、头晕、乏力，甚至呼吸困难，危及生命。这种情况需患者拨打"120"，紧急就医，以获得积极的治疗。

总之，心绞痛和心肌梗死的临床表现虽不尽相同，但都属于冠心病。

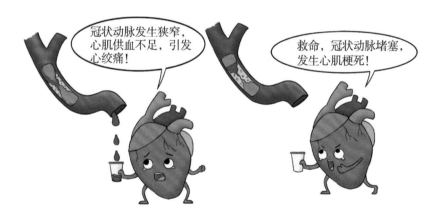

40 情绪过激会导致心肌梗死吗?

案例 有对中年夫妻,因为琐事吵架,情绪激动的男子在吵完后闷闷不乐,只穿一件短袖 T 恤来到阳台上抽烟,突然胸部剧烈疼痛、大汗淋漓,妻子赶紧拨打急救电话。医生检查后发现是急性心肌梗死,经过抢救才保住性命。可见在现实生活中,生气真可能会"气死人"。

情绪激动、疲劳等原因可能导致心肌梗死、心搏骤停,乃至死亡,因此要尽量避免不良情绪。情绪激动时,血压上升,儿茶酚胺分泌增多,心肌需氧量剧增,导致冠状动脉供血不足,易引发心肌梗死甚至心搏骤停。

如心碎综合征,即应激性心肌病。它是一种由于强烈的精神刺激引发的心脏疾病,多见于围绝经期女性,其中脾气暴躁的人更易发病。该病的特征性表现为左心室局部收缩功能障碍,类似于心肌梗死,但患者心脏通常没有明显的器质性病变,可能的病因就是冠状动脉痉挛。待情绪平稳后 1~2 周可痊愈,不会留下后遗症。只是痛起来的感觉就像心碎了一样。如果"心碎"症状一直持续且不能缓解,应尽早到医院就诊,因为血管持续痉挛可能造成心搏骤停而猝死。

心肌梗死发病时,大多数患者血清中肌钙蛋白会升高,诊断该病需要根据症状结合心肌肌钙蛋白水平、超声心动图、心电图、冠状动脉造影及左心室功能评价等进行综合判断。

❤ 在日常生活中，我们应该学会调节不良情绪，尽量避免较大的情绪波动，保持良好的心态，对我们的身体健康大有益处。

41 重大胸部创伤会导致心肌梗死吗?

胸口外伤会导致心肌梗死。一般在重物击打胸部，或者出车祸时胸口猛烈撞击方向盘时会发生急性心肌梗死。撞击导致心肌梗死有以下原因：

（1）撞击可能导致血压急剧升高，促凝血物质释放增多。

（2）撞击导致心肌损伤，可能会压迫冠状动脉，导致心梗发生。

（3）撞击可能会导致冠状动脉撕裂，导致远端血栓栓塞从而导致心肌梗死。

42 如何区分心绞痛与胃肠道疾病?

案例

今年入冬以来,老王每次在饱餐后均有胸痛发生,其以为是自己的胃病复发,多次服用胃药,然而效果不佳。后经检查发现,老王得的是心绞痛。

总体来说,心绞痛多与体力活动相关,表现为心前区疼痛,而胃肠道疾病多表现为进食后腹部疼痛,伴反酸、嗳气。

具体来说,**心绞痛的主要临床表现**是胸骨体后或心前区发作性胸痛,可放射至左肩、左臂内侧,达无名指和小指,或至颈部、咽部、下颌部。疼痛可为压迫、发闷、紧缩性或烧灼样,偶有濒死感,针刺或刀扎样锐性痛少见。部分患者症状为胸闷而不是胸痛。心绞痛发作时患者往往需要停止活动直至症状缓解。心绞痛的发作通常由体力劳动或情绪激动(紧张、生气等)引起,饱餐、抽烟、寒冷、休克也可引起。心绞痛多发生在体力劳动或情绪激动的当时而不是之后,典型的症状通常在相似的情况下反复发生,若相同的体力活动只在晨间而不在午后诱发心绞痛,通常提示与晨间交感神经兴奋性增高等昼夜节律变化有关。心绞痛自出现后通常逐步加重,达到高峰并持续一定时间后逐步缓解,持续时间一般为数分钟到十几分钟不等,以 3~5 分钟最常见,超过半小时者少有。患者多在停止体力劳动等诱发因素后缓解，服硝酸酯类药物后数分钟可缓解。心绞痛发作时，体格检查可见心率增快，血压升高，在心电图上可观察到因暂时性心肌缺血引起的 ST 段抬高或压低，因心内膜下缺血更常见，故 ST 段压低 ≥ 0.1 mV 者多见，可在症状缓解后恢复。心电图有时可出现 T 波倒置。平时 T 波持续倒置者，心绞痛发作时可见直立 T 波即假性正常化。T 波改变反映心肌缺血的特异性较 ST 段压低差，但如心电图较平常出现明显不同也有助于心绞痛的诊断。

胃肠道疾病引发的疼痛多与进食有关，伴嗳气、反酸，体格检查可见剑突下或腹部固定部位压痛。①胃食管反流病通常表现为在进餐后 1 小时出现的可由卧位、弯腰或腹压增高加重的烧心和反流，一部分患者可在夜间睡眠时出现。②胃食管反流病的特征性症状是烧心和反流。在无恶心和不用力时，胃内容物涌入咽部或口腔的感觉即为反流，反酸是反流物含酸味或仅为酸水。③消化性溃疡常为慢性疾病，病史较长，发作有明显的周期性，表现为与进食相关的节律性、服抑酸剂或抗酸剂有效的上腹痛。④急性胰腺炎常由暴饮暴食引起，疼痛较剧烈，疼痛部位常在中左上腹，常伴恶心、呕吐、发热，呕吐后疼痛并无明显缓解，抽血化验可见血清淀粉酶和脂肪酶升高。

43 心血管堵塞，脑血管是不是也容易堵塞？

心脑血管疾病的主要发病原因是血管堵塞。当人体血管堵塞超过 70% 时，我们就会出现明显的不适症状。血管堵塞会造成各个器官或组织的缺氧、缺血，患者常出现头痛、头晕、胸闷、心慌、目眩、气短、思维能力明显下降、记忆力减退、呼吸困难、嗜睡或失眠、肢体水肿、疼痛、皮肤淤青等症状，久而久之，将造成心脏衰竭、大脑萎缩、肺炎等疾病。随着血管堵塞范围的增加，血管壁的增厚，最终各个动脉硬化，粥样斑块形成。斑块一旦脱落，便会随血流流动到身体各个地方，从而阻塞动脉血管，造成心肌梗死，甚至脑梗死。因此，血管堵塞会严重威胁患者的生命健康。

心血管堵塞和脑血管堵塞的本质是相同的，都是因为供应心脏或大脑的血管发生堵塞。它们的区别是，心血管堵塞可能会导致心梗的发生，造成猝死；而脑血管梗死可能会发生脑梗死，引起肢体偏瘫。在治疗方面，心肌梗死患者需要进行溶栓治疗，脑梗死患者同样也要进行扩张血管相关的治疗。心脑血管"不分家"，当心血管出现堵塞时，我们更要警惕脑血管是否也出现了堵塞。

44 心血管不好，会对肾脏产生影响吗？

心血管不好，会对肾脏产生影响。

心血管不好，会影响心肌的供血。心血管如同稻田里的水渠，而心肌细胞则像田里长的麦子。当心血管出现狭窄后，供应心脏的血流量便会减少，心肌缺血缺氧，甚至坏死。这就像稻田里的水渠发生了堵塞，稻田里的麦子就会缺水干旱而死亡。心肌的坏死最终会发展为心力衰竭。心力衰竭就是指心脏的心肌坏死后功能变差，向其他器官射出血液的能力下降。这样一来，肾脏的血流供应不足，会对肾脏细胞产生影响，从而影响肾脏的正常功能。

我们的心脏每时每刻都在跳动，心脏在跳动的过程中将富含氧气的血液从心脏射入动脉中并将缺少氧气的血液从静脉抽回心脏。这个跳动的过程是需要能量的，能量的产生过程需要氧气，而氧气是靠血液进行运输的，血液同时还可以运走代谢废物。心血管不好，会影响心脏供血。此时心肌细胞不仅氧气减少，而且代谢废物增多，这会造成心肌细胞的损伤和坏死，最终会发展为心力衰竭。

心力衰竭是引起肾前性急性肾损伤的最常见原因。心力衰竭的时候，心脏射血的能力下降，心脏不能向其他器官如肾脏等射入充足的血液，这就会引起肾血管缺血，氧气无法运达、代谢废物无法运走，最终导致肾小管坏死。在 6 小时内肾血管缺血，肾脏可以扩张入球小动脉增加进入肾脏的血液和收缩出球小动脉减少流出肾脏的血液，来维持肾血流量的大体正常，使得肾小管的细胞存活。但是如果持续缺血，那么就会导致肾小管上皮细胞损伤和坏死，影响肾功能。

此外，心力衰竭导致的心脏舒张功能降低，可引起心脏充血，静脉的血无法回到心脏，使得静脉系统发生淤血。其中肾静脉也会充血，造成肾静脉高血压，这会引起肾纤维化。肾纤维化也会导致肾功能下降。

传统观念认为，心肾综合征主要是由心衰后心脏的射血功能变差引起的。心脏射血功能变差会导致肾脏血液灌注不足，造成肾小管缺氧、损伤和坏死。

现在认为，心力衰竭后心脏回抽血液的功能变差，使得右心房和静脉淤血。肾静脉也会发生充血，引起肾静脉高血压，加重肾纤维化，导致肾功能下降。

如果一个人的心血管不好，患上了冠心病，当他的心脏功能不好时，极有可能导致他的肾脏功能也受到影响。

越来越多的研究表明，心血管疾病与肾脏功能在疾病的发生与发展过程中有着千丝万缕的联系。综合以上研究，心血管不好，确实会对肾脏产生影响。

45 为什么高血脂状态会导致或者加重冠心病？

血脂出现代谢异常通常会引起冠心病。血脂分为"好血脂"和"坏血脂"，其中"好血脂"包括高密度脂蛋白胆固醇、载脂蛋白 A 等；"坏血脂"有总胆固醇、甘油三酯、低密度脂蛋白胆固醇、极低密度脂蛋白胆固醇，以及载脂蛋白 B 等。当"好血脂"的水平降低或者"坏血脂"的水平升高时，就会出现血脂代谢异常，而平常人们所说的"高血脂"，一般指的都是"坏血脂"的升高。"坏血脂"水平升高会导致冠状动脉粥样硬化的形成和发展，引起冠心病。

为什么"坏血脂"水平升高会引起冠心病呢？原因是"坏血脂"水平过度升高，超过人体的承受能力后，就会引起血液黏稠、血液流速减慢，然后多余的血脂就会沉到血管壁中，逐渐在血管内皮下形成动脉粥样硬化斑块，就会引起冠心病。

在发现冠心病后，如果不注意控制血脂，一直保持高血脂的状态，冠心病就会变得越来越严重。此外，高血脂又可以引起人体的炎症反应，会导致已经形成的冠状动脉粥样硬化斑块变得不稳定甚至出现破裂，而斑块的破裂会引发冠状动脉血液中血小板的黏附、聚集，导致冠状动脉血栓的形成，引起冠状动脉的急性闭塞，进而加重冠心病。

46 高脂血症应该怎么控制？

很多高脂血症患者没有任何症状或者仅有一些不易察觉的症状，大部分高脂血症患者是在体检时被发现的。少数高脂血症患者可出现如下疾病：①黄色瘤。它是一种出现在人体皮肤表面的异常隆起，多呈块状或斑点状，质地比较柔软，以眼睑周围最为常见。②早发性角膜环。其主要位于角膜外侧，颜色一般为灰色或者白色，通常由非常严重的甘油三酯血症引起。③动脉粥样硬化。多余的血脂会在血管中沉积，使血液变得黏稠，血管腔逐渐狭窄甚至堵塞，从而导致冠心病、脑梗死，以及外周动脉疾病的发生，表现为胸闷、头晕、间歇性跛行等症状。

那么，应如何控制高脂血症呢？

1. 改变不良生活方式

高脂血症的出现与不良生活方式关系非常密切，因此通过生活方式的干预是治疗高脂血症的基本措施。《中国血脂管理指南（2023年）》中明确指出，对于高脂血症患者而言，不管是否需要使用降脂药物治疗，都必须进行生活方式的干预，并要注重以下几个方面：①饮食结构的改变。在摄入脂肪时，首选含 ω–3 多不饱和脂肪酸较多的食物，如深海鱼油、植物油等，且胆固醇摄取量应小于 300 mg/d；每天的主食以谷类为主，如燕麦、荞麦、玉米等。②控制体重。将 BMI 维持在 20.0~23.9 kg/m²，这样有利于血脂的控制。③适当锻炼。以每周 3~4 次，每次 30 分钟左右的中等强度运动为宜。④戒烟并避免二手烟的吸入。对于难以戒烟的患者，可以利用戒烟药物或者在医师的协助下进行戒烟。⑤戒酒或者限制饮酒，成年男性的饮酒量不应超过 30 g/d，成年女性的饮酒量不应超过 20 g/d。

2. 使用降脂药物治疗

我们常见的降脂药物基本上分为两大类：①以降低胆固醇为主的药物，如他汀类的阿托伐他汀、瑞舒伐他汀等；②以降低甘油三酯为主的药物，如贝特类的非诺贝特等、鱼油类的高纯度鱼油。而对于用单一药物难以控制的高脂血症，通常会使用多种降脂药物。联合应用降脂药物的优势在于能提高血脂控制达标率，同时还可以显著降低药物不良反应的发生率。因此，**高脂血症患者应积极接受《中国血脂管理指南（2023年）》推荐的综合治疗方案来控制血脂。**

♥ 高脂血症患者会有动脉粥样硬化、脂肪肝、肥胖等多种症状。其应该建立良好的生活方式，同时使用降脂药物来控制血脂。

47 高血压患者是不是更容易得冠心病?

　　大量研究证明，**高血压是冠心病发病的独立危险因素。无论是升高舒张压还是降低收缩压均会增加冠心病发生的风险。**高血压患者发生冠心病的风险比正常人高出三四倍。研究结果表明，血压在 115/75 mmHg~180/115 mmHg 范围内的患者，随着血压的升高，患冠心病的风险呈上升的趋势。收缩压每增高 10~12 mmHg 或舒张压每增高 5~6 mmHg，患冠心病的概率就增加 20%~28%。

　　患者血压过高会损伤血管内皮细胞，从而导致动脉管壁发生粥样硬化。而对于动脉粥样硬化患者，一旦血流对血管壁产生的压力过大或者血压突然升高，特别是血压上下波动时，就会促使硬化斑块的表面形成溃疡、裂隙，甚至破裂。对于一些炎症反应明显、纤维帽薄弱、脂质含量丰富的容易受损斑块，血压过高更容易造成管壁斑块破裂。

　　对高血压、冠心病患者的治疗，都主要采用针对性个性化治疗。一方面，使用降胆固醇相关药物治疗，可增加患者粥样斑块的稳定性，避免斑块破裂；另一方面，患者服用降胆固醇药物，也可以延缓动脉粥样硬化的进展和预防粥样斑块的形成。

48 冠心病患者血压高可以用哪些药物？

> **案例**
>
> 小王是一位冠心病患者，由于长期伴随高血压，其生活中有各种不便。对于如何治疗高血压，小王曾向我咨询，我告诉他血压高的冠心病患者需定期服用降血压药物，避免血压的上下波动，将血压控制在合适范围内。

如果患者单独使用一种降压药物，仅有 30% 的可能会使血压达到并控制在合适的范围内，所以需要联合应用两种或两种以上降压药物，才能合理发挥药物作用，降低血压并将其长期控制在合理范围内，尤其是对大部分有 2 级以上高血压的患者或血压水平已超过目标血压 20/10 mmHg 的患者。联合使用各种降压药物应遵循 ABCD 原则（A 指 ACEI 或 ARB 类抗高血压药，B 指 β 受体阻滞剂，C 指钙离子拮抗剂，D 指利尿剂）。当应用两种降压药物时应遵循 AB/CD 组合原则。当联合应用三种降压药物时应遵循 ACD 组合原则。只有联合应用遵循 A 或 B+C 或 D 原则，才能更好地发挥药物的作用，且能在最短时间限度内达到目标血压，从而保护患者各个器官或组织功能。

目前临床上常用 5 类降压药物进行高血压的治疗：钙离

子拮抗剂（CCB）、β 受体阻滞剂（BB）、利尿剂（Diuretics）、血管紧张素转换酶抑制剂（ACEI） 及血管紧张素 Ⅱ 受体拮抗剂（ARB）。这 5 类药物的使用原则是：对于急性心肌梗死患者，宜首选 ARB （或 ACEI）、BB 及醛固酮受体拮抗剂，有利于延缓心肌梗死和改善心肌梗死后的心室重塑，纠正心功能不全；对于急性冠状动脉综合征患者，宜首选 BB 及 ARB （或 ACEI）；对于稳定型心绞痛患者，宜首选 CCB 或 BB。

49 冠心病患者的血压是不是降得越低越好?

案例 小王 5 年前发现血压高，但未接受正规治疗，现确诊为冠心病被收治入院。小王因经常性的头晕、头痛，便询问医生：血压是不是降得越低越好?

虽然控制血压很重要，但血压并不是越低越好。因血压过高，一些高血压患者常有头晕、头痛，甚至死亡，这可能会让人产生一个误解：既然高血压引起一系列的问题，那么就需要将血压降低，降得越低越好。这种想法是错误的。虽然血压降低后，会明显降低心血管疾病的死亡率及发病率，但并不是所有患者都能进行大幅度降低血压治疗。

对于高血压患者来说，能够将血压控制在正常水平的最好方法是长期服用降压药物。正确的降压原则应该是持续、平稳降压。除去高血压急症患者，对于普通患者来说，降压治疗不能操之过急，应缓慢进行。通常需要 4~12 周的时间进行降低血压的治疗以达到目标值。然而**血压也不是降得越低越好，因为血压过低会引起患者脑血流灌注不足，增加脑缺血的风险。**对于高血压合并心绞痛或冠心病的患者来说，血压就要维持在既不能过高也不能过低的范围。对于冠心病伴高血压患者来说，需要更加严格地控制血压，并且需要使血压降至 140/90 mmHg 以下。对于老年或老年单纯收缩期高血压者，应使收缩期血压降至 150 mmHg 以下。应注意，患者的舒张压不宜降至 60 mmHg 以下。对于存在冠状动脉严重狭窄病变或高龄的患者，血压不宜过低。

降低血压并非越低越好，对于患者的降压治疗应按照"J"形曲线进行。患者舒张压的高低与心脏的供血有重要联系，冠状动脉依赖于血管的舒张压对心脏供血。研究表明，对于我国冠心病患者尤其是老年患者来说，冠心病与舒张压的危险关系呈"J"形曲线。当舒张压升至某一水平（J 点）以上时，增加心肌供血可使冠心病患者的心脑血管事件发生率下降。研究表明，舒张压的 J 点为 70 mmHg，所以在对患者进行降压治疗时，应确保舒张压维持在 70 mmHg 以上。

临床上，对于那些需要长期治疗以进行血压调控的高血压患者，进行降压治疗时不应操之过急，如果随意调整降压药物，可能会对患者造成危害。因为降压药物大部分都有具有使血管扩张的功能，服用过多的降压药会造成血管更加脆弱，从而导致血管破裂。突然下降的血压会大幅度减少大脑血流供应，造成脑血管血栓阻塞或脑组织缺血，从而发生卒中。

❤ 患者对血压的控制不能操之过急，无论是生活方式的调整还是不同降压药物的使用，都需要循序渐进。血压并不是降得越低越好，否则不但不能达到治疗目标，还可能会导致患者发生其他危险。

50

血糖高对冠心病有哪些影响？应怎么控制？糖尿病患者是不是更容易得冠心病？

糖尿病是一种以血糖高为主要特点的代谢性疾病。随着人们饮食结构、生活方式的改变，糖尿病患者的数量也逐渐增多，年龄也逐渐降低。**根据临床统计，糖尿病患者发生冠心病的概率是正常人的 3 倍以上。如果糖尿病患者患有冠心病，会比糖尿病的非冠心病患者患病情况更为严重，通常是呈弥漫性的病变，更易发生左心功能障碍及其他更为严重的心脏病，这类患者的预后也更为糟糕。**

糖尿病患者不仅有异常的血糖代谢，而且往往伴有脂质代谢、蛋白质代谢的紊乱。对于 2 型糖尿病患者，脂蛋白代谢异常主要表现为甘油三酯高、低密度脂蛋白过高和高密度脂蛋白过低。血高密度脂蛋白降低和甘油三酯升高，同时伴有低高密度脂蛋白血症是冠心病的决定性危险因素。为了减少冠心病的发生，在对患者进行降低血糖治疗的同时，也要进行降低脂质的治疗，才能达到治疗目标。

患者的高血糖可以通过激活蛋白激酶 C、氧化糖基化等对组织或器官造成损害。血糖异常增高，可以造成血管动脉壁损伤，进而促使低密度脂蛋白的氧化，形成斑块。患者的血糖控制得越差，对冠状动脉内膜的损伤就越严重。

糖尿病患者的高血糖，还会促使心肌细胞摄取葡萄糖，降低心肌收缩强度，影响心脏功能。同时血中含有的高浓度葡萄糖，会造成糖化血红蛋白增高，降低红细胞携带氧的能力，降低氧含量的摄取，促使心肌缺氧。另外，糖尿病患者的血小板聚集性和黏附性增高，会降低红细胞的变形能力，增加血液的黏稠度，使血管更易发生血栓堵塞。所以糖尿病患者更容易患有冠心病，而且与无糖尿病的冠心病患者相比，伴随糖尿病的冠心病患者发生急性心肌梗死的可能性更大。

糖尿病患者的高血压发生率是非糖尿病患者的 4.5 倍，而且心血管自主神经病变的发病率也明显高于非糖尿病患者。糖尿病患者更容易出现冠状动脉血流动力学改变、调节心率障碍等异常现象。冠心病发生的独立危险因素是高血压，其可大幅度增加冠心病的发病风险。

依据目前的中国疾病分类标准，冠心病和糖尿病分别属于心血管系统疾病和内分泌系统疾病。大多数人包括许多医生在内，通常也习惯于将糖尿病和冠心病这两种疾病作为两个完全独立的疾病。然而，越来越多的证据表明，两者并不是泾渭分明的，反而关系十分紧密。

糖尿病患者的心血管疾病的发病率是非糖尿病患者的 3~4 倍，大约 2/3 的冠心病患者的糖代谢都存在异常现象。糖尿病患者发生心肌梗死的死亡率是非糖尿病患者的 4~6 倍，并且超过 2/3 的 2 型糖尿病患者的最终死亡原因并不是糖尿病，而是心血管疾病。糖尿病患者与心肌梗死患者的潜在死亡概率相差无几。大量的临床证据表明，糖尿病是与冠心病的致死风险相当的等危症，从某种意义上讲，糖尿病就相当于心血管疾病。

对于老年且长期有心血管疾病或具有发生心血管疾病可能的糖尿病患者，即使没有心血管疾病方面的相应症状，也仍应予以高度重视。患者需要定期检查各项指标，如血压测量、血脂检查、心电图，必要时应做超声心动图等无创性心脏检查，有助于医生及早发现，在早期进行干预治疗，从而有效降低心血管疾病发生的可能。

相关医学临床试验表明，单纯控制并降低血糖就可以显著减少微血管并发症的发生，但对于心肌梗死等大血管并发症并没有显著作用。但如果在控制血糖的同时，能同时进行严格控制血压的治疗，就能明显减少大血管并发症的发生。因此，必须改变单纯以控制血糖为中心的传统治疗观念，实行对患者各项指标包括血糖在内的各种心血管疾病危险因素的全面管控，并同时进行降低血压、降低血糖、戒烟、减肥、调节脂质等方面的治疗，并将各项指标控制在合理范围内。这已经是糖尿病治疗的最新理念，也是减少心血管疾病发生的必由之路。

51 冠心病合并糖尿病患者的血糖与糖化血红蛋白应控制在什么范围?

对于并发糖尿病的冠心病患者的介入治疗,不仅会提高冠状动脉血管介入操作手术的难度,也会增加术后各种并发症的发生概率。所以有效合理地控制血糖,充分意识到糖尿病合并冠心病术后的风险,对于改善冠心病患者的术后预后具有重要意义。患者血糖代谢异常,凝血功能异常及血脂紊乱等多种代谢异常能严重影响冠心病的发展。因此,患者不仅要适度运动、戒烟限酒、控制饮食,还要选择合适药物进行降低脂质和降低血糖的治疗,能大幅度减少相关心血管不良事件的发生。

冠心病会影响心脏外膜下的冠状动脉的病变,而糖尿病会影响微动脉的病变。通常二者并存会使患者的情况更加糟糕。所以冠心病患者必须合理控制血糖,从而降低心肌梗死风险,减少更多的血管性病变。**对于并发糖尿病的冠心病患者和普通糖尿病患者来说,血糖的合理控制并没有较大的差别,空腹血糖应控制在 6.0mmol/L 以下,而餐后血糖应控制在 11mmol/L 以下。**

除了要将血糖控制在合理范围,也要定期检查并合理控制糖化血红蛋白。糖化血红蛋白的控制是减少引起糖尿病相关并发症的重要手段。对于并发糖尿病的冠心病患者,也要注意定期进行相关并发症如肾病的检查。

糖化血红蛋白反映了患者近 2~3 个月的平均血糖情况，其水平与糖尿病并发症的发生有一定关系。相关临床研究发现，严格降糖，维持糖化血红蛋白在 6.0%~7.0%，可减少微血管并发症的发生，并减轻其并发症的严重程度。因此，对于大多数合并心血管疾病的糖尿病患者，糖化血红蛋白应作为必不可少的日常检查项目。通常临床建议严格控制患者的血糖值，同时使糖尿病患者的糖化血红蛋降到 7% 以下，建议把葡萄糖目标范围内时间控制在 70% 以上。对于老年糖尿病患者，特别是合并心力衰竭、冠心病的患者，预期寿命有限或少于 5 年的患者，或易发生低血糖，并发症多发、病程长的患者，可以控制糖化血红蛋白在 8% 以下，建议控制时间大于 50%。特别要注意避免低血糖，而不是仅维持在目标血糖水平进行血糖管理。对于心功能Ⅳ级、预期寿命短，或有其他的相关晚期疾病的患者，控制血糖的主要目的是避免低血糖和症状性高血糖的发生，建议其降低血糖治疗范围，定为糖化血红蛋白小于 8.5%、葡萄糖目标范围内时间大于 50%，重点是避免低血糖的发生。

52 冠心病合并糖尿病患者能吃糖吗?

糖尿病患者并不是完全不能进食糖类，而是可以少量吃。一般的糖尿病患者需要每天摄入热量的总量是 1 400~1 800 kcal，而蔗糖提供的热量一般不超过总热量的 10%，所以每天通过蔗糖摄入的热量不宜超过 120 kcal，相当于蔗糖的每天摄入量不超过 30 g。所以，只要不大量摄入，也是可以的。但需要特别指出，**糖尿病患者如果进食糖类，就要相应地降低其他碳水化合物含量丰富的主食的进食，全天所摄入的总热量要控制在合理范围之内。**

糖尿病患者也可进食少量含糖水果，那么应如何选择水果？在挑选水果时，要注意其相关的含糖量和血糖指数。

水果在营养学上根据血糖指数分为高、中、低三种。低血糖指数水果为血糖指数小于 55 的水果。为了维持血糖水平的稳定，糖尿病患者应多选择进食低血糖指数水果。

即使患者血糖控制情况不理想，也不需要完全禁止进食水果。因为水果大都含有一些微量元素，如矿物质、纤维素、维生素等，对于糖尿病患者的恢复很有帮助。水果一般含有多种糖类，如葡萄糖、蔗糖和果糖，其中果糖在体内代谢时不需要胰岛素的参与，因此摄入果糖并不会迅速提高餐后血糖，所以糖尿病患者并不需要完全拒绝进食水果。不过对于一些含糖量较高的水果，如西瓜、葡萄等，糖尿病患者应禁止食用。

糖尿病患者进食水果的量，一般每天需要控制在 155 g 以下。进食后应注意餐后血糖和尿糖的变化，进食水果后，如果尿糖增加，则需要减少主食的进食，以免出现餐后血糖大量升高，给患者造成伤害。除此之外，建议糖尿病患者进食少量柠檬、菠萝、樱桃等水果。这些水果含有丰富的果酸或果胶，能促进胰岛素的分泌，降低血糖。

糖尿病患者的血糖控制能直接影响到并发的冠心病的进展，尤其是餐后血糖的高低与冠心病的发病和死亡之间存在非常紧密的联系。因此，糖尿病患者首要的目标是控制好血糖，一般空腹时血糖应维持在 7 mmol/L 以下，餐后 2 小时血糖应控制在 10 mmol/L 以下，但不可使血糖过低。最好是选择使用胰岛素控制血糖，但要控制用量，严防低血糖的发生。

虽然糖尿病患者同样可能并发心血管病，还可能具有高致死风险。但更为可怕的是，大多数糖尿病患者并不知道自己同样也是心血管疾病的极高危人群，这些患者有的甚至已经患有相关的心血管疾病，却不进行任何心血管疾病的相关检查，如心电图、血压等。糖尿病患者除了应该严格控制血糖以外，还需要严格控制血压和血脂，改善生活方式，戒烟戒酒，还要及时纠正体内的高胰岛素、高血凝、高血黏状态，否则将造成极为严重的后果。

第四篇

有没有病谁说了算

——冠心病的各项检查你要懂

53

动态心电图检查与常规心电图检查有什么区别？什么时候需要做动态心电图？

常规心电图检查是心脏检查的一种。心脏在胸腔里收缩、舒张其实是由它本身的一种微弱的电活动来操控的，而心电图就是通过仪器把这种电活动用图纸直观地表现出来。

进行常规心电图检查时，患者需平躺，医生按顺序依次在其手腕、脚踝处各安放 1 个肢体导联电极，在其胸前安放 6 个导联电极，记录 15~20 秒的波形。常规心电图检查结果可协助心律失常、心肌缺血、心肌病、心肌梗死的诊断，评估药物或电解质对心脏的影响及心脏起搏器的工作情况，但由于其记录时间较短，对于某些阵发性心律失常或非持续性心肌缺血的诊断尚有不足。

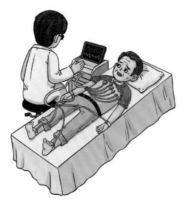

常规心电图检查

动态心电图检查即 Holter 监测，其通过动态心电图仪监测、记录约 24 小时的心脏电活动。除具有常规心电图的功能外，动态心电图检查还能够帮助判断无痛性心肌缺血，有效检测各种心律失常，确定阵发性晕厥、眩晕和心悸的原因及性质，评价患者的心脏功能，评价抗心律失常药物、抗心肌缺血药物的治疗效果，协助评估起搏器的工作状态。

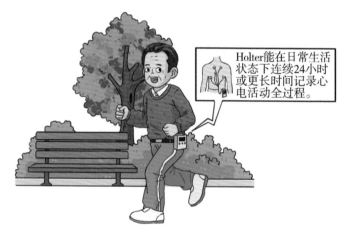

动态新电图（Holter）监测

总体来说，常规心电图和动态心电图的区别在于两者佩戴时间长短不同，动态心电图可弥补常规心电图时间短、静态等不足之处。

怀疑有心肌缺血但常规心电图未见异常的患者可进行动态心电图检查，检查期间，患者可正常活动以提高心肌缺血的检出率。此外，患者如果存在心律失常导致的心慌心悸、晕厥等症状，常规心电图检查未捕捉到异常心电图表现时，亦可考虑进行动态心电图检查。

54 心脏彩超是什么?

心脏彩超是利用超声多普勒技术和超声回波原理采集心脏血流信息、心肌运动情况和心肌组织信息的一种超声检查。它可直观显示心脏的结构和运动状态,最常用的是彩色多普勒超声心动图。

诊断心肌肥厚、心脏增大、心室收缩能力下降等影响心脏结构的心脏病时,心脏超声可以提供相关的疾病诊断信息。冠心病患者缺血程度较轻时,进行心脏彩超检查,可无明显异常。当冠心病患者发生心肌梗死时,其心脏彩超常提示室壁搏动减弱或反常搏动。此外,进行心脏彩超检查可提示冠心病患者瓣膜关闭不全。

在筛查包括室间隔缺损、房间隔缺损、卵圆孔未闭、法洛四联症、动脉导管未闭在内的先天性心脏病时,心脏彩超也有重要意义。心脏彩超也可评估心功能、心力衰竭药物的治疗效果,提供心包炎、心肌疾病的相关诊断信息。

但是,心脏彩超的结果往往会受到操作者的经验、操作手法、仪器设备等的影响,主观性较强。由不同操作者实施检查,可能会得出不同的结论。

55 什么是运动平板试验？

案例

老王多次在田间劳作时出现胸痛，停止劳作后疼痛缓解，遂去医院就诊。我询问病情后开具了运动平板试验检查单。老王费解，便问我："难道不应该做心电图看有没有心肌缺血吗？"我解释道，根据老王的情况，做运动平板试验更好。

运动平板试验又叫心脏负荷试验，是通过让受检者采取平板跑步或踏车的方法增加运动量，达到增加心脏负荷以诱发心脏缺血的目的，通过分析运动时的血压和心电图表现来判断是否存在心肌缺血。在运动过程中出现心绞痛、心电图 ST 段水平型或下斜型压低 ≥ 0.1 mV 并且持续时间 ≥ 2 分钟，即提示诊断为心肌缺血。

对于临床上存在不典型胸痛或可疑冠心病的患者，由于其冠状动脉血管自身强大的代偿能力可保证心肌细胞在静息状态下及轻度日常活动时有足够的血液供应而不表现出心肌缺血的症状，从而表现为正常心电图。为了明确这部分患者是否存在心肌缺血，可让其做运动平板试验。部分国外学者认为，急性心梗患者在心肌梗死后 3~6 周进行运动平板试验是可行的，且有利于为患者设定安全的运动水平（即运动处方）

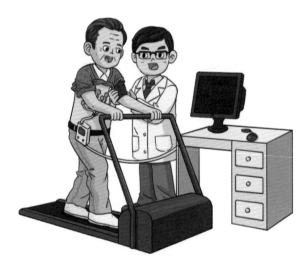

运动平板试验

并优化药物治疗方案，确定随访频率和护理强度，并可及时识别运动引起的心肌缺血和心律失常。

在运动平板试验前 3 小时内应禁食，12 小时内应避免剧烈体力活动，并在试验前停用酒石酸美托洛尔、琥珀酸美托洛尔等可能对试验结果有干扰作用的药物。

56 什么情况下不能做运动平板试验？

处于以下情况的患者禁行运动平板试验：①心肌梗死急性期；②有症状的、对血流动力学产生影响的、未得到有效控制的心律失常；③引起临床表现的主动脉瓣狭窄；④失代偿性心力衰竭；⑤急性肺血管血栓形成、肺梗死；⑥急性心肌炎症或心包炎症。

需要指出的是，本试验有一定的假阳性和假阴性，且有性别差异，相对于男性，女性运动平板试验结果的敏感性和特异性均较低。

57 哪些检查可以准确评估心肌缺血的程度？

临床上用来准确评估心肌缺血情况的检查有核素心肌显像、冠状动脉造影术（CAG）、血管内超声检查（IVUS）和冠状动脉血流储备分数（FFR）等，以冠状动脉造影术使用较多。

处于正常功能状态下的心肌细胞可有选择性地摄取某些显像药物，且摄取量与该部位血流量成正比。核素心肌显像利用的正是正常或有功能的心肌能摄取放射性核素并显影，而坏死和缺血心肌不摄取或少量摄取放射性核素，相应坏死和缺血区域心肌不显影（缺损）或影像变淡（稀疏）。核素心肌显像是评估心肌缺血程度、心肌存活情况和心脏功能的检查之一。

冠状动脉造影术是采用特制心导管，经股动脉或桡动脉到主动脉根部并插入左、右冠状动脉口，注入少量含碘造影剂后在不同的方位下摄影，使左、右冠状动脉及其分支显像的检查，可动态地观察冠状动脉解剖及血流情况。医生可根据冠状动脉造影图像上黑色显影的血管粗细判断冠状动脉血管直径和病变部位冠状动脉血管狭窄百分比。一般来说，血管狭窄 50% 以上可导致患者活动后出现胸闷、胸痛，血管狭窄 75% 以上会导致患者出现静息时胸痛，此时常建议行介入治疗以改善心肌缺血。

血管内超声检查是利用导管将一微型超声探头导入血管腔内，后通过电子成像方法显示心血管结构和形态等解剖信息的、集无创性超声技术和有创性导管技术于一体的新兴诊断方法。因探头直接在血管腔内探测，不仅可准确测量管腔直径、斑块大小，还可提供斑块的大概组织信息，在显示介入治疗中的复杂病变形态方面优势大于造影。运用该技术可准确掌握血管壁形态及管腔狭窄程度，有助于指导制定最优治疗方案、选择支架参数、确定支架最佳位置并评估扩张效果。总体来说，血管内超声检查在冠心病介入诊疗中有重要指导价值。

冠状动脉血流储备分数是指在冠状动脉血管狭窄的情况下，该血管所供心肌区域所能获得的最大血流值与同一心肌区域正常情况下所能获得的最大血流值的比值。临床上可利用特制导丝精确测定冠状动脉血管内某一段的压力值和血流量，经计算得出冠状动脉血流储备分数，用以评估冠状动脉血流是否满足心肌需求。理论上，冠状动脉血流储备分数正常值为1，评估心肌缺血的参考标准为 < 0.80。冠状动脉血流储备分数值 > 0.80 则提示该病变不引起明显心肌缺血，无须行介入治疗干预；冠状动脉血流储备分数 < 0.75 则提示该病变宜行支架植入术；介于 0.75 和 0.80 之间则称为"灰区"，需要综合考虑患者临床情况及血管供血区域来决定是否需要血运重建。

58 心肌酶高一定是心肌梗死吗?

心肌酶值是一项检验室抽血化验的结果,其正常与否常用来协助判断是否存在心肌损伤。心肌酶存在于心肌细胞中,心肌细胞受到损伤时会释放心肌酶进入血液,所以心肌酶值能反映心肌损伤程度。

心肌酶值升高不能确诊为心肌梗死。虽然急性心肌梗死常有心肌酶值升高,但也有很多其他疾病可引起心肌酶的异常,比如心包炎症、心脏手术等均可导致心肌受损从而引起心肌酶异常升高。过度运动导致的骨骼肌损伤、累及肌肉的结缔组织病和服用阿托伐他汀等他汀类降脂药导致的肌肉溶解也会引起肌酸激酶和肌酸激酶同工酶的升高。此外,心肌梗死后堵塞的血管在溶栓再通后也会出现肌酸激酶同工酶的异常。至于心肌酶中的乳酸脱氢酶及天冬氨酸转氨酶这两者的异常升高则对于诊断心肌梗死的特异性不大,且受到检测时间、肝炎、胆囊炎、肝硬化、黄疸等肝胆疾病及肿瘤的影响。

目前临床上诊断心肌梗死时,医生多关注心肌肌钙蛋白T和心肌肌钙蛋白I的值。肌钙蛋白诊断心肌梗死的敏感性及特异性较高。总的来说,心肌酶升高不一定代表心肌梗死,心肌梗死的诊断需要根据症状、心电图表现及肌钙蛋白是否异常共同研判。

59 哪些检查可以直接显示冠状动脉血管?

冠状动脉 CT 血管成像(即冠状动脉 CTA)、冠状动脉造影术、血管内超声检查均是目前临床中用到的、可直接显示冠状动脉血管的检查,其中,以冠状动脉 CTA 和冠状动脉造影术使用较多。

1. 冠状动脉 CT 血管成像

冠状动脉 CT 血管成像(CTA)即经静脉注射造影剂后,用 CT 扫描冠状动脉,利用图像重建技术对冠状动脉进行三维重建,从而对冠状动脉管腔的狭窄部位和程度进行初步判断。冠状动脉 CTA 是诊断冠状动脉疾病简单易行的、无创的检查方法,其阴性预测价值较高,如果冠状动脉 CTA 没有见到明显狭窄则可以暂时不行有创检查;如果冠状动脉 CTA 提示血管存在明显狭窄病变,则应考虑进行有创检查。当动脉血管存在钙化时会对冠状动脉 CTA 判定狭窄程度有明显影响,故一般建议行冠状动脉造影术进一步明确血管情况。

2. 冠状动脉造影术

冠状动脉造影术是一项有创诊断技术。相较于其他检查而言,冠状动脉造影术可直观看到冠状动脉血管,其成像结果具有较高的可靠性,被认为是冠心病诊断的"金标准"。

医生通过血管造影评估血管的狭窄程度，根据狭窄程度及狭窄部位来选择相应的处理方案。通常来说，根据管腔狭窄的百分率可将冠状动脉狭窄分为 4 个等级。①Ⅰ级：大于 25%，小于 49%。②Ⅱ级：大于 50%，小于 74%。③Ⅲ级：大于 75%，小于 99%（即为严重狭窄）。④Ⅳ级：100%（判定为完全闭塞）。根据《2021 ACC/AHA/SCAI 冠状动脉血运重建指南》，管腔狭窄达 75% 以上时需进行处理，包括使用药物球囊扩张狭窄病变部位或植入药物洗脱支架重建血运。管腔狭窄 50%~75% 者也可有心肌缺血症状，但不必采取介入治疗，可选择药物治疗，包括使用阿托伐他汀钙片等降脂药，阿司匹林、氯吡格雷、替格瑞洛等抗血小板聚集药物，硝酸甘油及琥珀酸美托洛尔缓释片改善症状及预后。

3. 血管内超声检查

血管内超声检查利用导管将一微型超声探头导入冠状动脉血管腔内，通过电子成像技术呈现血管横截面图像，从而评估冠状动脉病变的性质并测定血管管腔直径、斑块大小及血管狭窄程度等，在冠心病介入诊疗中有重要指导价值。

60 为什么说冠状动脉造影是冠心病诊断的"金标准"？

冠状动脉造影是诊断冠状动脉粥样硬化性心脏病（冠心病）常用且有效的方法。

（1）相比于其他的冠心病相关检查，如心电图、运动负荷试验、心肌酶检查、冠状动脉 CTA 等检查，冠状动脉造影可使医生在造影设备及造影剂的帮助下，直接观察冠状动脉的形态，明确诊断。

（2）临床医生可通过冠状动脉造影直接观察冠状动脉是否狭窄、是否有斑块或阻塞，评估狭窄或阻塞的程度，了解患者冠状动脉的整体情况，有助于临床医生精确地评估病变，为治疗方式提供指导，比如有的患者血管病变适合植入支架、有的患者通过外科搭桥可能获益更大、有的则需要药物治疗。

（3）冠状动脉造影可为进一步的治疗（冠状动脉成形术或冠状动脉支架术）准备完整的手术通道。若冠状动脉造影检查发现患者具备手术条件，就可马上手术；如果检查发现患者需要下一步治疗，则可通过冠状动脉造影提供的手术通路进行下一步治疗。

总之，冠状动脉造影是冠心病诊断的"金标准"，能让医生快速对症下药，直击疾病要害。

61 冠状动脉 CTA 与冠状动脉造影的区别是什么？如何在两者之间做选择？

CTA（CT angiography，CTA）是指 CT 血管成像。简而言之，是利用快速 CT 扫描、图像重建技术和静脉造影剂对冠状动脉血管进行成像，从而以 90% 的准确率对冠状动脉堵塞的位置、范围、严重程度和管壁进行初步描述。冠状动脉 CTA 作为冠状动脉介入治疗和经皮冠状动脉介入治疗的"把门人"，具有快速、安全、准确、微创等优势，是诊断冠状动脉疾病领先的无创性检查技术。冠状动脉 CTA 在临床上主要用于诊断冠心病，除此之外，介入搭桥术后需要进行疗效评估也可以选择冠状动脉 CTA 进行检查。

1. 冠状动脉 CTA 的优缺点

（1）冠状动脉 CTA 的优点：

1）冠状动脉 CTA 检查相对安全、风险低、费用低，不需要动脉插管，检查后一般没有并发症，患者不需要住院，可以在门诊完成。此外，对于飞行员等特殊人群的检查，冠状动脉 CTA 也是很安全的。

2）冠状动脉 CTA 能以更低的成本对可疑冠心病患者进行初步筛查，并具有较高阴性预测值，这意味着如果没有检测到冠状动脉异常，冠状动脉狭窄基本上是可以排除的。

3）冠状动脉 CTA 显示有临床意义的冠状动脉狭窄的标准性较高，且对冠状动脉中、高度狭窄的阴性预测值也较高，有助于避免冠状动脉正常或不能介入治疗的患者行有创的侵入性冠状动脉造影检查。

（2）冠状动脉 CTA 的缺点：

1）冠状动脉 CTA 的造影剂用量稍大。与冠状动脉造影相比，冠状动脉 CTA 的造影剂用量更大。造影剂进入人体后通过肾脏排出体外，这个过程中的造影剂黏度越大，对肾脏的影响就越大，尤其是对肾功能已经受损的患者。

2）冠状动脉 CTA 的准确程度不如冠状动脉造影，而且在诊断冠状动脉狭窄程度时也会有一定的误差。冠状动脉 CTA 检查结果的准确程度受多种因素影响，如扫描时患者的心率、呼吸运动，扫描后影像重建过程中可能会丢失一些信息，以及医生的读片水平都可能影响冠状动脉 CTA 的最终结果。

3）冠状动脉 CTA 呈静态图像，当患者出现慢性闭塞性病变时，不能评估冠状动脉血流，所以会导致延误一些慢性闭塞病变的诊断。

4）其在诊断特殊病变时受到限制。当冠状动脉出现钙化斑块时，CTA 往往难以准确评估狭窄的程度。对于已经在冠状动脉内植入了支架的患者来说，由于支架内金属密度高，往往难以显示支架内和周围的病变，因此建议支架植入术后复查的患者通过冠状动脉造影进行评估。

2. 冠状动脉造影的优缺点

（1）冠状动脉造影的优点：冠状动脉造影作为诊断冠心病的"金标准"，比冠状动脉 CTA 更精确。冠状动脉 CTA 是照片，冠状动脉造影是动态图像，除评价冠状动脉狭窄程度外，还能确定冠状动脉狭窄对血流的影响。最重要的是，冠状动脉造影在检查时可以根据病变情况做介入治疗。冠状动脉造影对心率和其他检查条件要求也较低。

（2）冠状动脉造影的缺点：

1）其为有创操作，风险较高。

2）其费用相比冠状动脉 CTA 更高，价格一般在 5 000~6 000 元。

3）反映血管壁和斑块的情况不如冠状动脉 CTA 显示得精准。

总之，二者不能互相代替，如何选择还需要根据具体情况而定。如果仅用于排除冠心病，且症状不典型，则应首先选择冠状动脉 CTA；如临床确诊为冠心病的可能性较大，则应首选冠状动脉造影。冠状动脉介入治疗和手术搭桥术后，可选择冠状动脉 CTA 进行定期复查，观察冠状动脉是否通畅或是否存在再狭窄等。了解冠状动脉先天性变异时也可以选择冠状动脉 CTA。

62 肾功能不好可以做冠状动脉造影吗？造影剂会不会加重肾脏负担？

肾功能不好的冠心病患者是可以做冠状动脉造影的，但是相较于肾功能正常者来说，风险会增加。肾功能越差，风险越高，常见的有肾损伤急性加重，甚至出现少尿、无尿等风险，最终需要透析治疗。所以，是否需要行冠状动脉造影检查需要临床医生进行充分全面评估，当医生认为患者有必要行冠状动脉造影检查时，可在术前做好充分准备的前提下为患者进行冠状动脉造影检查。

轻度的肾功能不全患者，临床医生会在术前及术后对患者进行充分的水化治疗，以促进造影剂的快速代谢，防止造影剂对肾功能的损伤。

中重度的肾功能不全患者，出现造影剂肾病的可能性很大。如果患者存在的心脏问题很大，做冠状动脉造影很有必要的话，那么需要患者听医生的建议，因为只有做了冠状动脉造影后才能确定是否需要植入血管支架。医生在术中应尽可能使用最低有效剂量的造影剂，而且避免间隔较短时间重复检查；同时，对于造影剂的选择，也应依据2022年发布的《碘对比剂诱导的急性肾损伤防治的专家共识》中推荐使用的等渗造影剂或低渗造影剂，以减少造影剂对肾脏的损伤；术后必要时还会临时予以血液滤过或血液透析治疗，以辅助排出造影剂。

无论是以上哪种情况，在术前及术后，临床医生都需要时刻监测患者的肾功能并予以指导和治疗。总之，医生会根据患者的病情，选择是否做、怎样做冠状动脉造影，建议患者听取医生的意见。

【张医生健康知识小锦囊】

造影剂分为哪几类？应如何选用？

按照药物的渗透压不同，造影剂可分为高渗造影剂、低渗造影剂和等渗造影剂 3 种。

高渗造影剂：代表药物为离子型有机碘造影剂泛影葡胺。其渗透压为血浆渗透压(280 mmol/L)的 5~7 倍。高渗性是造成其毒副反应的重要因素，目前高渗造影剂在心血管造影中已很少应用。

低渗造影剂：代表药物为非离子型单体有机碘造影剂，如碘海醇注射液（欧乃派克），离子型二聚体有机碘造影剂。其渗透压约为血浆渗透压的 2 倍。值得一提的是，低渗是相对于高渗而言，低渗造影剂的渗透压仍然较正常人体血浆渗透压高。相比于高渗造影剂，低渗造影剂的毒副作用明显降低，亲水性明显增强，是目前心血管领域最常用的一类造影剂。

等渗造影剂：代表药物为非离子型二聚体有机碘造影剂、碘克沙醇注射液（威视派克）。其临床浓度都与血浆等渗，安全性更高，患者使用后发生造影剂肾病的概率低。它目前主要用于肾病高危人群。

63 如何解读冠状动脉 CTA 报告单？

冠状动脉 CTA 报告单可以告诉我们，自己是否存在冠心病，以及血管狭窄的严重程度和性质。当拿到报告单时，我们应该重点解读以下几个方面。

1. 冠状动脉的开口

为心脏提供营养的主要血管有三根，分别是右侧冠状动脉、前降支、回旋支。前降支和回旋支均位于左侧，属于左侧冠状动脉，在左主干开口。正常人的左冠状动脉开口于左冠窦，右冠状动脉开口于右冠窦，但是有一些患者存在冠状动脉畸形。根据是否影响心肌灌注，冠状动脉畸形可分为两

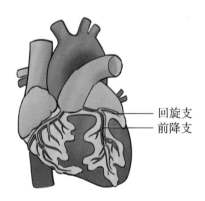

回旋支
前降支

为心脏提供营养的回旋支、前降支

类：影响心肌灌注的、具有潜在危险性的冠状动脉畸形，以及不影响心肌灌注的冠状动脉畸形。

2. 血管狭窄的程度

依据血管狭窄的程度不同，其对应的诊断结果和处理策略也是不一样的。

（1）三支血管都没有显著的狭窄，此时可以排除冠心病的可能。

（2）当有任何一根冠状动脉狭窄的程度为 30%~50%，就是轻度狭窄，此时应诊断为冠状动脉粥样硬化，这意味着该患者是潜在的冠心病患者群。此时，患者应该开始控制体重、血糖、血压等危险因素，防止病情进一步发展到冠心病阶段。

（3）如果任何一根冠状动脉狭窄在 50%~70%，就是中度狭窄，此时应诊断为冠心病。在这一阶段，应该进行药物干预治疗，以阻止病情发展。

（4）任何冠状动脉的狭窄程度 > 70%，即为血管严重狭窄或完全闭塞，应诊断为严重的冠心病阶段，此阶段会危及生命。在这个阶段，需要植入支架来治疗狭窄的冠状动脉，恢复正常的血流，减少心血管事件的发生。

3. 动脉粥样硬化的性质

冠状动脉狭窄是由血管内壁的斑块引起的，斑块的稳定性也决定了心血管事件发生的可能性。

（1）非钙化斑块。非钙化斑块是动脉粥样硬化早期形成的不稳定斑块（柔软且有弹性），存在破裂导致急性血栓形成的风险，可通过药物干预和控制危险因素来逆转。冠状动脉 CT 图像显示其是具有薄纤维层的低密度灰色区域。

（2）钙化斑块。钙化斑块主要是由软斑块长期堆积并逐渐变硬而形成的，其性质比较稳定，容易造成管腔狭窄。钙化斑块在冠状动脉 CT 图像中是明亮的白点，但由于高密度和低透光率，它们对冠状动脉 CTA 检查结果的解释有影响，往往需要通过冠状动脉造影来进一步判断管腔狭窄的程度。因此，这种情况下需要早期干预治疗，防止硬斑块中软斑块的发展，从而导致后期临床治疗困难和心血管事件的发生。

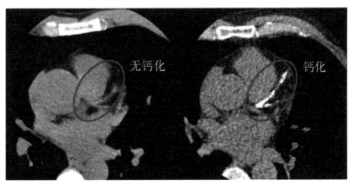

CT 图像中的冠状动脉钙化

（3）混合斑块。混合斑块是指斑块中既有非钙化斑块的成分，也有钙化斑块的成分，发现混合斑块后需判定纤维帽的薄厚程度，以推测斑块的稳定程度。冠状动脉 CT 图像中其呈现为灰白相交的影像。

正常情况下，供应心脏的血管沿心肌表面走行，但部分患者因血管异常可深入心肌，称为心肌桥。血管在心肌中流动，而心脏是一个无时无刻不在跳动的器官。随着心脏的收缩，进入心肌的血管会收紧。如果血管进入心肌的程度不深，则称为浅表型心肌桥，绝大多数心肌桥处于这种情况，并无临床症状。纵深型心肌桥厚而长，心脏收缩会引起短暂性冠状动脉缺血。解决心肌桥导致的心肌缺血问题，主要是通过减慢心跳、降低血管受压的可能性等方法。

如果植入支架后发生病变，成像效果与钙化斑块相似，透光性差；支架植入后冠状动脉没有再狭窄时，成像效果较好；出现冠状动脉再狭窄时，探针效果不理想，需要进行冠状动脉造影来进一步明确病变。

64 已经做了冠状动脉造影，还需要再做心电图和心脏彩超吗？

需要。冠状动脉造影、心电图、心脏超声检查各有用途，不能互相替代。

心脏是一个复杂的结构，运作着一个大工程，如果我们把心脏比作房子，冠状动脉造影就是检查房子里的水管是否堵塞生锈，是否需要疏通；心电图就是检查房屋电路的状态，检查是否有电路短路、漏水等故障；心脏超声就是看房子有多大，墙壁、建筑材料和门窗有多坚固。当患者出现胸痛、胸闷、心慌、头晕等情况时，医生就会对心脏这座"房子"进行彻底检查，检查症状到底是由房子里的电路不通导致的，还是由水管堵塞引起的。医生无法通过肉眼观察来判断病变，需要通过这些检查来确定问题出在哪里。

1. 心电图

心电图用于检查心脏的电活动，当心脏患病或者是处于疾病初期时，心脏的电活动就会出现变化，此时做心电图检查不仅可以监测心率，还能够帮助医生判断患者是否存在早搏等心律失常的问题。心电图检查还可以用于心肌缺血的诊断。简单、快速和廉价的心电图检查在今天的医院中被广泛使用。但是，诊断取决于患者检查时是否发病。例如，患者在癫痫发作期间，其心电图可能会改变。此时，做心电图检查可以检测到异常，但症状缓解后心电图会恢复正常。常见的心电图检查有三种。

（1）常规心电图。常规心电图即静息心电图，是最常用的无创检测方法。常规心电图主要用于诊断各种心律失常，如早搏、心房颤动、室上性心动过速等。它操作简单、方便，价格低廉，因此，心脏出现症状时的检出率较高，但在未出现症状时，可能因无法捕捉到异常心电图而导致漏诊。

（2）动态心电图。动态心电图是指在动态心电图仪的帮助下，连续记录患者 24~48 小时内的所有心电图，是常规心电图的"增强版"，其心律失常的检出率更高。

（3）运动平板心电图。此项测试需要让患者在平板上进行运动，增加其心脏负荷，此过程中患者若胸痛发作，心电图出现改变并达到诊断标准，就可为疾病诊断提供依据。负荷试验是通过各种方法来诱发心肌缺血的，所以对危重患者来说非常危险。

2. 心脏彩超

有些心脏病会影响心脏本身的结构，比如心脏扩大、心脏收缩力下降等，这些疾病的诊断和发现更依赖于心脏超声检查，由于此类症状通常不会消失，所以可以随时检查。心脏彩超相当于医生的"透视眼"，医生可以透过人体的皮肉和骨骼，看出心脏形态的变化，比如心脏扩大、瓣膜关闭不全、房缺和室缺等异常结构。

　　心脏彩超主要用于：①各种先天性心脏病、瓣膜病的诊断；②各种心肌病的诊断；③心包炎的诊断；④评估心功能。

　　心脏彩超检查主观性强且具有不可重复性。由于超声检查切面不固定，操作手法不可重复，故由不同操作者实施检查可能会得出不同的结论。不同的仪器设备检查也可能导致结论不同。

　　总之，每一项检查的内容不一样，每一项检查都是不可或缺的。

65 什么是心脏磁共振检查?

心脏磁共振（MRI）检查可用来检测心房纤维化的程度并预测房颤消融成功率，被称为心脏的"一站式检查"，可以通过一次检查就完成对心脏结构与功能的评估。完成一次心脏全套磁共振检查（平扫＋增强）需要 0.5~1 小时。

具体而言，心脏磁共振检查可通过快速采集技术，获得心脏心跳各个周期的图像，组成一次心跳的多帧画面，连续播放观察心脏跳动时的形态，看它是否有部分心肌不工作或跳动方式与周围心肌不一样，或者房室运动不协调，或者因为心包积液或心包炎导致心脏跳动受限。此外，心脏磁共振检查能获得心脏的功能学信息。通过先进的分析软件，医生可以分析出丰富的心脏功能信息，这些信息包括收缩期和舒张期心房、心室容量，心脏输出量，心脏射血分数，心功指数，主动脉或肺动脉血流量等。这对临床评价心功或心衰程度非常重要。

66 什么时候需要做心脏磁共振检查?

具体而言，以下情况需要做心脏磁共振检查。

（1）**心肌病变**：包括不同类型的原发性心肌病、心肌炎、心室肌肥厚等。心脏磁共振还可以诊断心肌梗死，或早期的心肌缺血，通过各种磁共振的序列显示心肌的状况，若早期能发现心肌的变性缺血，临床就可以进行干预，避免进一步发展，这对患者早期的预防有很大的好处。

（2）**心脏大血管疾病**：动脉瘤、主动脉夹层、马方综合征、大动脉炎、腔静脉狭窄和阻塞及各种大血管先天畸形和变异。

（3）**心包疾病**：包括心包积液、缩窄性心包炎及心包内占位性病变等。

（4）**心脏肿瘤**：包括心腔内、心壁内肿瘤。

此外，**心脏磁共振检查还可用于心功能测定，以及识别和分析先天性心脏病患者的心脏和心脏瓣膜病患者的心脏瓣膜的复杂解剖结构和功能。**

心脏磁共振检查安全又可靠，没有任何电离辐射损伤，且磁共振造影剂具有低黏性、无毒性和低过敏性，可以同时完成形态学和功能性评估，是当之无愧的"一站式服务"。

67 什么是心脏ECT检查?

ECT是emission computed tomography 的缩写，全名为发射型计算机断层显像，属于核医学科检查项目。ECT可以直接反映器官的血流、代谢和功能。

心脏ECT检查即心肌核素显像，也称放射性核素心肌显像，主要观察的是心肌血液灌注，以及代谢情况。通常用于诊断患者有无心肌缺血，是临床诊断冠心病的通用无创方法。其基本原理是：由于正常心肌细胞、缺血或坏死心肌细胞对放射性核素的摄取能力不一样，正常心肌细胞能够迅速吸收放射性物质，用仪器使放射性物质显像，就可以使心肌细胞显像；而缺血或坏死的心肌细胞无法摄取放射性物质，或者摄取较少，那么反映在显像时就是缺损区或延迟区，从而可以判断出是否存在心肌缺血或坏死，以及缺血坏死部位。但是，心脏ECT与冠状动脉造影或冠状动脉CTA检测不同，它并不能用于直接判断冠状动脉的狭窄程度。

心脏ECT检查可以分为静态检测和动态检测，静态检测就是在安静情况下进行的检测，类似于常规心电图检查。动态检测即将心肌ECT检查与心脏负荷试验一起完成，即动态检测，让患者运动或者注射相应药物以加重心脏负担，再查看心脏有无缺血。

68 核素显像对人体的影响大吗?

　　核素显像具有简便、无创、安全、诊断准确性高等优点，对人体几乎是没有什么危害的。核素显像的主要影响有两方面：一方面是患者在服用完放射性物质进行扫描的过程中，仪器对患者身体的辐射作用，但是这种辐射只限于患者本人。另一方面是患者服用核素并做完检查之后，由于体内残留的放射性物质，还会对患者及其周边的人有一定放射性的影响。但是，目前医学检查中的显像剂放射性非常低且用量很安全，并且放射性元素的半衰期很短，所以检查结束之后患者体内大部分的放射元素就已经基本代谢掉，**它对患者及其周边的人的损害都不是很大。**

69 颈动脉超声提示斑块，是不是表示有冠心病？

颈动脉超声提示斑块，是冠心病的一个危险信号，提示身体的动脉系统发生了粥样硬化。但是，到底有没有冠心病还需要靠冠状动脉造影去判断。

也就是说，**如果体检时发现一个人的颈动脉有斑块，并不能说此人就一定患有冠心病，但是可以建议他去做冠状动脉造影或者冠状动脉 CTA**，排查一下心血管问题，因为他患冠心病的概率要更大一些。

冠心病和颈动脉斑块都是动脉粥样硬化的结果。正常的动脉血管分为内、中、外三层膜，所谓动脉粥样硬化，其实就是血液中不好的脂质成分钻入血管内皮，与血管内皮下的细胞相互反应后，血管内膜会向管腔的内部凸出一个个小包，形成条纹状凸起，这便是脂质条纹。同时，血管内皮下的各种细胞也会不断增生并覆盖在脂质包块上面，形成纤维帽。包块长大后，血液中的杂质在随血液流动的过程中也会不断聚集在包块附近，而血管内膜的内皮细胞由于长了包块而受到破坏，使得血液中的脂质、炎症因子、细胞更容易渗到血管内膜下并沉积，渐渐与血管壁长在一起，且越积越多，最终形成了我们所说的动脉粥样硬化斑块。动脉粥样硬化可以发生在全身所有的血管，包括冠状动脉和颈动脉中。

　　颈动脉斑块是指在颈总动脉、颈内动脉、颈外动脉及其分支形成的粥样硬化斑块，是动脉粥样硬化的一种表现形式。颈动脉斑块多发于颈总动脉分叉处，目前认为与老年人缺血性脑卒中（俗称脑梗死）的发生密切相关。医生通过超声对颈动脉的狭窄程度及斑块的形态学进行测定，来对颈动脉斑块进行评价，判断其危害性。

　　虽然颈动脉斑块与冠心病共同属于动脉粥样硬化，具有明显的相关性，甚至有研究还证明了颈动脉斑块与冠心病的严重性有关，会随着冠状动脉狭窄的严重而增加。但是最终确定冠心病的依据并不是颈动脉斑块，而是冠状动脉造影的结果。颈动脉超声提示斑块只能说对冠心病有预测价值。

　　综上所述，颈动脉粥样硬化作为全身性动脉粥样硬化的一个表现，与冠心病的发生有密切的联系。由于颈动脉的位置表浅且较固定，利用超声即可清晰检测其有无斑块。因此在冠心病的初步筛查过程中，颈动脉斑块可以作为一个重要的预测指标，以识别高危患者并建议其尽早进行冠状动脉造影检查来确诊有无冠心病。

70

冠状动脉造影结果正常，但仍然感觉胸痛、胸闷、气短，这是怎么回事？

冠状动脉造影结果正常，但仍然感觉胸痛、胸闷、气短，可能是有以下几种疾病。

1. 冠状动脉痉挛

冠状动脉痉挛是由各种原因导致的冠状动脉一过性收缩而引发的冠状动脉血流急性中断，从而导致的心肌缺血。这就好比塑料水管内径没有狭窄，仅仅是扭折了一下，故恢复后可正常使用。冠状动脉痉挛的人发病时会胸痛，但是往往在做造影时已经恢复，故这种情况下做冠状动脉造影大多结果没有异常。此类疾病患者可通过服用钙通道阻滞剂来减少冠状动脉痉挛的发生。

2. X 综合征

X 综合征通常是指与微血管功能障碍有关的心血管疾病。患者具有胸痛的症状，运动平板试验可以出现 ST 段下移。但是由于冠状动脉造影只能检查心脏的大血管有无异常，故患者的冠状动脉造影常常无异常表现。诊断时，综合考虑心电图、心脏彩超、冠状动脉造影和核素心肌灌注显像即可做出准确判断。

3. 肋间神经痛

肋间神经痛是指肋间神经由于不同原因的损害而产生的一个或多个肋间神经支配的区域疼痛。疼痛常常按照肋间神经的走行呈带状分布。活动或吸气时，疼痛加剧。它属于神经源性疼痛，故与心脏没有太大的联系，冠状动脉造影常常表现正常。通过询问病史及体检即可做出相应的判断。

4. 心脏神经症

心脏神经症是指由于精神心理问题或神经功能失调，出现的胸痛或者胸闷。这种胸痛表现为：短暂几秒钟的刺痛或持续几小时的隐痛。由于患者无实在的器质性病变，故冠状动脉造影显示正常。患者的症状是在疲劳之后出现的，并不是在疲劳当时出现的。有时轻度体力活动反让患者感觉舒适，这与冠心病是有区别的。通过辅助检查排除其他疾病后加以询问病史即可做出判断。

5. 主动脉夹层

主动脉夹层是指主动脉管壁的内膜出现破口后，血液进入了动脉壁中层，随着血液流动逐渐延伸剥离主动脉的内膜和中膜。因此主动脉夹层的胸痛是呈撕裂样的剧痛，而冠状动脉造影显示正常。通过心肌标志物检测、心脏彩超、胸主动脉 CTA 或磁共振血管造影（MRA）即可做出诊断。

6. 急性肺动脉栓塞

急性肺动脉栓塞是指各种栓子（阻塞血管的物质）阻塞了肺动脉而引发的疾病，可发生胸痛、气短等症状，而冠状

动脉造影显示正常。这是因为肺部的血管被阻断，肺部发生应激而出现胸痛。同时，由于人体自身的血液无法通过肺血管从外界获取氧气，患者会有缺氧的症状。通过血气分析、肺动脉 CTA 等检查即可做出诊断。

7. 急性心包炎

急性心包炎尤其是急性非特异性心包炎可有较剧烈而持久的心前区疼痛。心包炎的疼痛与发热同时出现，呼吸和咳嗽时疼痛加重，早期即有心包摩擦音，全身症状一般不严重。

8. 呼吸系统疾病

呼吸系统疾病诸如支气管炎、支气管哮喘、胸腔积液和气胸等会引起不同程度的胸闷、气短，根据胸部 CT 即可做出有效判断。

9. 急腹症

消化系统的疾病如反流性食管炎、胃炎、急性胆囊炎、急性胰腺炎，以及消化性溃疡穿孔、胆石症、膈疝等，均有上腹部或者胸部的疼痛。因心脏无任何疾病，故而冠状动脉造影显示正常。通过仔细询问病史、体格检查、心电图检查、抽血检查心肌标志物，以及腹部的 B 超、CT、MRI（磁共振检查）等影像学检查，可协助鉴别。

71 冠心病的检查和诊断方式有哪些?

很多人一听到"冠心病"这三个字就非常紧张,甚至害怕,因为这种疾病给患者的健康带来了巨大的威胁,倘若错过了最佳治疗时机,会危及患者生命。下面为大家介绍一下诊断冠心病的检查方法。

1. 心电图

心电图是最常见的冠心病检查方法,包括静息时心电图、动态心电图、心绞痛发作时心电图、心电图负荷试验等。

2. 超声心动图

超声心动图对冠心病的检查十分有益,可了解心脏瓣膜活动情况和左心功能、有无室壁瘤等。

◖张医生健康知识小锦囊◗

什么是室壁瘤?

冠心病患者出现大面积心肌梗死后,梗死区域出现室壁扩张、变薄、心肌全层坏死,坏死的心肌逐渐被纤维瘢痕组织所替代,病变区薄层的心室壁向外膨出,心脏收缩时丧失活动能力或呈现反常运动,形成室壁瘤。室壁瘤常见于左心室。

3. 冠状动脉造影

冠状动脉造影被称为冠心病诊断的"金标准"。冠状动脉造影可明确病变范围及程度，为选择治疗方法（手术、介入、药物）提供依据并评估风险。

4. 放射性核素（ECT）检查

放射性核素检查可了解管腔的梗阻范围。

5. 心肌酶学检查

心肌酶学检查也是冠心病的检查方法之一，如通过肌钙蛋白等了解心肌损伤的程度和恢复进程。

6. 血液检查

血液检查主要检查甘油三酯、胆固醇、蛋白质、血糖，以及各种指标的炎症标志物水平，水平异常为冠心病的危险因素。

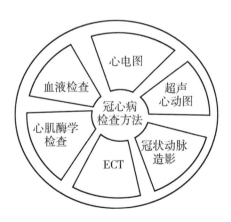

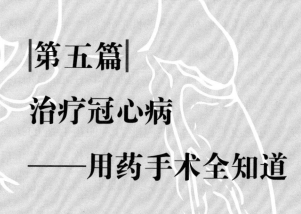

|第五篇|

治疗冠心病

——用药手术全知道

72 冠心病的治疗方式有哪些?

尽管除冠状动脉粥样硬化之外,发生在冠状动脉的其他病变,如风湿性心脏病、梅毒性心脏病、结缔组织病、创伤等也可能导致心肌缺血、缺氧,但由于临床中绝大多数患者的病因是冠状动脉粥样硬化,所以临床医生通常使用"冠心病"指代"冠状动脉粥样硬化性心脏病"。冠心病的治疗原则是通过恢复病变血管的血流供应能力,使得心脏的缺血、缺氧状态得到改善;当冠心病导致的心脏损伤已经发生后,可通过减少损伤面积、保护残余的心肌细胞,来改善心脏的功能。

1. 冠心病的一般治疗

日常生活中应当注意保持健康的生活方式,冠心病患者应当尽量避免可能诱发心绞痛的因素,如过度的体力活动、情绪激动、饱餐等,伴随有糖尿病、高血压、高血脂等疾病者,应积极治疗这些疾病。

2. 冠心病的药物治疗

冠心病的治疗药物较多,根据患者是否出现心肌梗死、心力衰竭,用药也不同,目前常用于治疗冠心病的药物有以下几种。

（1）抗血小板药物：如阿司匹林、氯吡格雷、替格瑞洛等，这类药物可以通过抑制血小板的功能进而对抗血栓的形成。

（2）肾素－血管紧张素－醛固酮系统抑制剂：包括血管紧张素转化酶抑制剂（ACEI）和血管紧张素Ⅱ受体阻滞剂（ARB），这些药物不仅可以扩张血管、调节血压，还具有保护心脏的作用。

（3）β受体阻滞剂：常用的药物有美托洛尔、比索洛尔等，它们可以控制心率、减轻心脏负担、改善心功能。

（4）盐皮质激素受体阻断药：改善心室重构，常与肾素－血管紧张素－醛固酮系统抑制剂联用治疗心力衰竭。

（5）降脂药物：降脂药物可根据作用机制的不同分为多种，如他汀类药物可通过调节体内的代谢反应降低血脂，依折麦布可以通过抑制肠道胆固醇吸收来发挥调脂功能，等等。近年来，一种新的降脂药物成为治疗冠心病的热门药物，它就是PCSK9抑制剂，俗称"降脂针"，它具有降脂效果强、副作用少的特点；除此之外，其最大的特点是定期通过皮下注射给药，无须每天口服用药。

（6）抗凝药物：如肝素、磺达肝癸钠等，应用的主要目的是在心肌梗死发生后抑制冠状动脉内血栓的发展，溶解已经形成的疏松血栓，开通梗死血管；一些口服抗凝药，常常被用于预防心肌梗死发生后继发的血栓形成。

（7）其他改善症状的药物：如硝酸酯制剂、钙通道阻滞剂、窦房结抑制剂、心肌代谢调节药物、吗啡、利尿剂等。

（8）中药制剂：临床常用的中药制剂有脑心通颗粒、复方丹参滴丸、麝香保心丸、通心络等药物，这些药物可作为常规治疗之外的补充治疗。

临床医生会根据患者的情况选择上述药物中的一种或几种，并根据检查指标的变化定期调节药物用量，因此冠心病患者的定期复查和随诊是十分重要的。

重要提醒：关于冠心病的药物治疗要严格按照医嘱执行，除特殊情况（如心绞痛发作）外切勿自行用药，如需药物调整，一定要到医院心血管科就诊。

3. 冠心病的再灌注治疗

冠心病的再灌注治疗，又称血管再通治疗，即通过施加医疗干预使闭塞的动脉血管恢复血液流动。冠心病的再灌注治疗在急性心肌梗死的患者中尤为重要，当冠心病患者的粥样斑块破裂、冠状动脉堵塞并发生心肌缺血、缺氧后，极少部分患者可以自行发生再灌注，绝大多数患者将会存在持续的血栓闭塞与缺血、缺氧状态，此时应当接受再灌注治疗。

再灌注治疗的目的是在冠状动脉粥样斑块破裂，心脏缺血、缺氧发生后，第一时间内恢复病变动脉的血液流通，及时恢复缺血部位的血流供应。再灌注治疗主要分为三种：溶栓治疗、介入治疗和冠状动脉旁路移植术。前两种可以使狭窄的血管恢复正常的生理功能，而后一种只能改善缺血部位的血流供给。

（1）**溶栓治疗**：溶栓治疗是通过静脉使用溶栓药物来溶解血栓，从而恢复冠状动脉的血液流通，使心肌重新获得血流供给。尽管近年来直接介入治疗已成为首选方法，且溶栓治疗的适应证、再通率、并发症均较介入治疗有一定劣势，但当无及时介入治疗的条件时，及时的溶栓治疗仍是有益的。

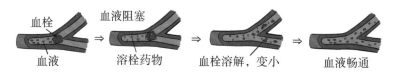

溶栓治疗

（2）**介入治疗**：全称为"经皮冠状动脉介入治疗（PCI）"，由于其具有诸多优点，介入治疗目前已经成为再灌注治疗的首选治疗方法。

针对冠心病而言，介入治疗是在数字减影血管造影机的监视下，通过手腕或腿部的桡动脉或股动脉将特定形状的心导管送至主动脉根部，分别插入左、右冠状动脉口部，并经心导管注入少量含碘造影剂，使冠状动脉在 X 线投射下密度增高，突出地显示出来；在不同的投射方位下，使左、右冠

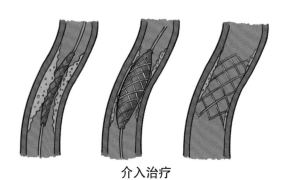

介入治疗

状动脉及其主要分支得到清楚的显影，从而发现各支动脉狭窄性病变的部位并评估其程度。同时，通过导管可以送入球囊或者支架，对病变血管进行处理。

（3）冠状动脉旁路移植术（CABG）：即俗称的搭桥手术。对于部分情况较差或病变复杂无法进行介入治疗的患者，常常使用搭桥手术恢复受累区域的血流供给。搭桥手术是通过移植身体内其他部位的正常动脉或静脉，将其桥接于阻塞血管两端，让它代替粥样硬化的冠状动脉发挥供血功能。目前，部分医院可以通过机器人辅助进行腔镜微创手术，但由于对硬件及医疗团队的要求过高，绝大部分搭桥手术仍然需要通过开胸手术的方式进行。

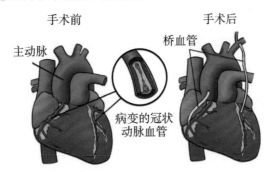

冠状动脉旁路移植术

❤"时间就是心肌"，冠心病的预防、心肌梗死的及时发现、医疗救治的早期介入，以及规范化的长期治疗对于冠心病患者的生存及预后至关重要。

73 什么是冠状动脉搭桥手术？

冠状动脉搭桥手术，也称冠状动脉旁路移植术，较多采用胸廓内动脉与狭窄段远端的冠状动脉分支行端侧支吻合的方式。或是取患者自身的大隐静脉、乳内动脉、胃网膜右静脉、桡动脉或者腹壁下动脉等，将冠状动脉狭窄部分的远端和主动脉连接起来，让血液绕过狭窄部分，到达缺血的部位，改善心肌血液供应，进而达到缓解心绞痛症状、改善心脏功能、提高患者生活质量及延长患者寿命的目的。

通俗来讲，如其名字一般，如果一条路走不通了，那便重新搭一座桥走，不再走堵死的这一条路，这样便可以保证心肌细胞的血液灌注。然而，这个血管"桥"不是可以随便选择的，因为选用异体材料总会发生排斥反应，而脆弱的血管可经不起折腾，所以最好的方法便是从自身选材，选择自身的血管进行旁路的搭建。

74 治疗冠心病的药物需要终身服用吗?

在回答这个问题之前,我们需要明确一点,那就是尽管患者在接受再灌注治疗后临床症状已经缓解,但是由于其血管病变基础仍旧存在,或其导致冠心病发生的危险因素依旧存在,所以现有治疗只能做到缓解,或是通过对病变的治疗减轻冠心病造成的不良后果。换句话说,冠心病在现有的医疗条件下,无法做到严格意义上的痊愈。因此,部分治疗冠心病的药物是需要终身服用的。

1. 需要终身服用的药物

大部分治疗冠心病的药物都需要终身服用,比如前文提到的抗血小板药物、肾素–血管紧张素–醛固酮系统抑制剂、β 受体阻滞剂、降脂药物等。此外,当患者合并有糖尿病、高血压时,相关的药物也不能擅自停用。

需要继续服药的原因主要是为了治疗、改善一些可能会导致粥样斑块进展的因素,如控制高脂血症、控制高血糖和控制高血压,同时调控肾素–血管紧张素–醛固酮系统、抑制交感神经所带来的心肌受益对于长期心功能的恢复是有利的,应用抗血小板药物抑制血栓形成对于避免再栓塞也是必要的。

需要终身服用的药物在一些情况下可能需要调整用量,

比如 β 受体阻滞剂在刚刚开始用药时剂量较低，当患者可以耐受后，医生会逐渐提高剂量并达到负荷剂量，这样能使患者获得最大益处；而当患者不能耐受某种药物，如出现严重不良反应时，医生会调低药物剂量，甚至会暂时停止某些药物的使用。

2. 不需要终身服用的药物

改善症状的药物通常是无须终身服用的，但为了保险起见，强烈建议冠心病患者随身携带硝酸酯制剂，如硝酸甘油含片等，以备紧急情况下使用。

75 治疗冠心病的常用药物有哪些副作用?

俗话说"是药三分毒",**凡是药物都会有一定的副作用,**治疗冠心病的药物也不例外,治疗冠心病的药物的副作用通常与其疗效相关。**多数药物导致副作用的概率并不大,且不会危及生命,停药后即可缓解。**

治疗冠心病的常用药物有抗血小板药物、调脂药、β 受体阻滞剂、肾素–血管紧张素–醛固醇系统抑制剂(ACEI 和 ARB)、硝酸酯类药物和钙通道阻滞剂(CCB)等。其常见副作用如下。

1. 抗血小板药物的常见副作用

抗血小板药物最常见的副作用就是出血,因为严重的出血常常危及生命,这使得它常常成为临床中被调整的原因,不过好在大多数患者不会出现严重的出血。部分抗血小板药物,由于其抗血小板作用机制不同,也会有一些其他的副作用,如氯吡格雷可能会导致胃肠道不适、皮肤黏膜出血及瘀斑等,少数患者还会出现粒细胞减少;替格瑞洛则会有致呼吸困难与缓慢型心律失常的风险,但是这些副作用出现的概率极低。

【张医生健康知识小锦囊】

出血分为哪五个等级？

轻微出血：无须医疗干预的出血，如皮肤瘀斑、可自行处理的鼻出血等。此类出血无须停药。

轻度出血：需要医疗干预，但无须住院治疗，包括无明显失血的泌尿道和消化道出血，无法自行处理的鼻出血、中度结膜下出血等。可缩短药物治疗时间或使用副作用较低的药物。

中度出血：导致明显失血、需要住院治疗，但短时间内不会危及生命的出血。可将双联用药改为单药治疗，或根据情况停用抗血小板药物直到出血得到控制。

严重出血：导致严重失血、需要住院治疗，一定时间内不会危及生命。可将双联用药改为单药治疗，或根据情况停用抗血小板药物直到出血得到控制。

危及生命的出血：大量的尿道、消化道出血，或颅内、脊髓内出血等。应立即停用药物，待出血停止后重新评估是否需要继续用药。

2. 调脂药的常见副作用

他汀类调脂药的副作用不常见，主要是肌肉损伤与肝损伤。 肌肉损伤的表现为：肌痛、肌炎和横纹肌溶解。横纹肌溶解是他汀类调脂药最为严重的副作用，严重时可致命。若出现服药后肌肉酸痛或尿色异常（如酱油色尿）时，应当立即就诊，通过检查血肌酐水平可判断是否发生了肌肉损伤。他汀类调脂药导致的肝损伤主要表现为肝酶升高，较少进展为黄疸和肝衰竭，停药后可自行缓解。

胆固醇吸收抑制剂的副作用较轻，与其他药物联用时，可能会出现肝酶升高、乏力、水肿与腹部疼痛等。

3. β 受体阻滞剂的常见副作用

β 受体阻滞剂相对常见的副作用有心动过缓、房室传导阻滞和对心脏的负性肌力作用，简而言之就是可能会导致心律失常与心脏收缩力的减弱。除了对循环系统的影响外，β 受体阻滞剂还有可能会导致疲劳、支气管痉挛与性功能障碍，它还可能会影响糖代谢与脂质代谢。

4. 肾素–血管紧张素–醛固酮系统抑制剂（ACEI 和 ARB）的常见副作用

ACEI 最为严重的副作用是发生血管性水肿，尽管发生率极低，但一旦发生，严重时可致命。应用 ACEI 可能会导致肌酐的轻度升高，但大部分时间是良性的。对于长期应用 ACEI 的心衰患者，应当尤其关注血钾水平变化，因为其可引起高钾血症，且较为常见。此外，一些患者在应用 ACEI 类药物后可能出现干咳，停药后即可恢复。由于部分人群的耐受较差，这部分人群应用 ACEI 类药物后可能会出现低血压，此时也需要及时调整药物剂量。ARB 的副作用与 ACEI 相似，部分副作用如干咳等出现的概率稍低。

需要注意的一点是，ACEI 和 ARB 对胎儿都有致畸性，因此妊娠人群应当禁止服用肾素－血管紧张素－醛固酮系统抑制剂。

5. 硝酸酯类药物的常见副作用

硝酸酯类药物的主要副作用是头痛与血压降低，与其扩张血管的药理作用相关。

6. 钙通道阻滞剂（CCB）的常见副作用

治疗冠心病常用的钙通道阻滞剂是二氢吡啶类钙通道阻滞剂，主要用于扩张血管。头痛、低血压、反射性心动过速等副作用与其对血管的扩张效果相关；CCB **对于小血管的扩张作用会导致微循环动静脉血流失衡，可造成外周水肿，也有报道称其可导致牙龈增生和皮疹。**

治疗冠心病的药物的副作用并不多见，大部分可在停药后自行缓解，但极少数可危及生命，因此在服用药物后应当注意观察并及时复查。

76 抗凝、抗血小板、溶栓分别是什么意思?

要理解抗凝、抗血小板、溶栓的意义,首先需要了解血栓的组成。血栓主要由两大内容物构成,分别是纤维蛋白和血小板。它们可互相结合或与红细胞结合,形成不同类型的血栓并堵塞血管。

当血管壁破裂,促进凝血的物质暴露在血液中时,凝血系统被激活并导致血栓的形成,这是体内正常的生理反应,有利于损伤后的止血。对于冠心病患者而言,粥样斑块破裂后,斑块内物质暴露于血液中,激活了凝血系统,血小板和纤维蛋白互相结合,导致血栓形成并堵塞血管。而对于长期卧床的患者,其下肢静脉容易出现回流不畅的情况,此时纤维蛋白可能会与红细胞相结合,形成深静脉血栓,脱落后可随血流移动到肺部。

抗凝、抗血小板、溶栓分别通过三个角度阻断血栓形成,抗凝主要是抑制纤维蛋白聚集,抗血小板主要是抑制血小板聚集,溶栓主要是血栓形成后破坏血栓的结构。

抗凝治疗是指利用药物,抑制血液凝固。由于血栓形成机制所限,抗凝药物并不能直接用于治疗冠状动脉血栓的形成,其常常用于预防心肌梗死发生后继发的肺动脉栓塞或心室内血栓的形成。

抗血小板治疗是利用抗血小板药物，干扰血小板的成熟过程，从而降低其相互黏附形成血栓的能力。抗血小板治疗可以抑制血小板在血管损伤部位的聚集与激活，因此，抗血小板治疗对冠心病患者的治疗是至关重要的。

当血栓已经形成后，溶栓治疗可以溶解血栓中的纤维蛋白，从而溶解血栓，完成阻塞血管的再开通。对于心肌梗死患者来说，由于冠状动脉粥样斑块破裂，斑块中的促凝物质与血液接触，凝血系统被激活，血小板与纤维蛋白、红细胞结合形成血栓，当血栓较大并阻塞冠状动脉后，心肌细胞缺血、缺氧导致心肌梗死。在缺少介入治疗的条件时，及时接受溶栓治疗、开通梗阻血管对于患者的预后有着积极的意义。

77

血管狭窄得只剩一条缝了，是血管狭窄严重的意思吗？这种情况必须紧急处理吗？

当医生说血管狭窄得只剩一条缝了，那意味着冠状动脉的狭窄已经到了非常严重的程度。

判断血管狭窄的程度需要进行冠状动脉 CT 检查或冠状动脉造影检查，医生可以根据检查结果判断患者冠状动脉的狭窄程度。当病变到了非常严重的程度时，血管的内径变窄，在影像上会表现为血管突然变细，病变部位仅仅只剩下一条缝隙。

医生可以根据不同部位的冠状动脉的狭窄程度来确定是否要对其进行处理。一些较为粗大的主干血管，即使狭窄程度较轻，对于末梢血管的血液供应可能也会造成较大影响，所以也要及时进行处理。通俗一点来讲，市中心的主干道堵上了一半和郊区小路堵上了一半所造成的影响是不同的。《2021 ACC/AHA/SCAI 冠状动脉血运重建指南》认为，**当几根大血管中的一根狭窄程度达到 50% 的时候就应当进行处理；而对于较小的血管，狭窄程度达到 70% 以上才需要手术治疗。**

除非患者出现胸痛症状，药物治疗无法缓解，或是已经出现了急性心肌梗死，否则是无须紧急处理的。不过尽早接受治疗仍是最安全、最稳妥的选择，因为随着病变的进一步发展，随时可能会出现心肌梗死进而危及生命。

78 心肌缺血患者需要手术治疗吗?

心肌缺血患者是否需要手术治疗因人而异。

心肌缺血患者是否需要做手术取决于手术的适应证。如**保守治疗无效，或冠状动脉病变比较严重，冠状动脉堵塞程度超过了 70% 时，这个时候需要进行外科手术治疗**。常见的外科手术有冠状动脉旁路移植术，也称为心脏搭桥手术；还有冠状动脉支架手术，通过导管将支架送至病变的血管，使其撑开，从而保持血管的畅通，防止心肌出现缺血、缺氧的状态。

一般来说，无症状的心肌缺血患者做到合理安排饮食，避免暴饮暴食，注意劳逸结合，及时纠正不良嗜好，调节好情绪，保持心态平和，定期做检查即可。不过，心肌缺血患者在过度吸烟、酗酒、睡眠不足、剧烈运动和过度激动时易出现胸闷、心慌，严重时可导致心脏停搏而猝死，应引起重视。

大多数无症状的心肌缺血患者会伴有冠状动脉粥样硬化，虽然往往会由于病变程度轻或患者耐受性强而没有明显症状，但持续性缺血、缺氧会造成心肌细胞的坏死，促进瘢痕生成，导致心肌纤维化的发生，即心肌间纤维组织增生，倘若放任不管可引起心力衰竭，所以此类患者应及

张医生健康知识小锦囊

什么是心肌纤维化？

心肌纤维化是一种慢性缺血性心脏病，由中重度冠状动脉狭窄或其他原因引起的持续性和 / 或反复加重的心肌损伤，最终导致心力衰竭的慢性心肌改变。病理改变包括心脏体积增大、重量增加，心壁内见多灶性白色纤维条索或条块，甚至透壁性瘢痕。心腔扩张、心内膜增厚，有时可见机化的附壁性血栓。

心肌纤维化最明显的症状就是患者会有心动过缓的现象，严重的心动过缓会导致猝死，心肌纤维化还会引发心内膜炎。若患者出现心肌纤维化，应怀疑存在冠心病、高血压、心肌炎等疾病，建议其到心内科进行诊断检查和治疗，及时地进行预防。

时手术治疗。

以前冠心病患者多为中老年人，如今社会飞速发展，生活节奏加快及不良的生活习惯使越来越多的年轻人也加入了这个行列，因此，冠心病的早诊断早治疗刻不容缓。如能做到早发现、早诊断、早治疗，可大概率减小冠心病对人们身体健康带来的威胁。

♥　希望大家在努力生活、工作的同时，不要以透支自己的身体健康为代价，多多关注自己的身体健康，毕竟身体才是革命的本钱。

79 手术治疗可以根治冠心病吗?

手术治疗不能根治冠心病。

冠心病虽然表现为心脏受累，但究其病因，其实是一种系统性的疾病，它的诱发因素常常与性别、年龄、血脂、血糖等相关，这些危险因素共同作用导致了冠状动脉粥样硬化的形成。

先说搭桥手术，不管术中使用了哪种血管作为桥血管，手术治疗只能改善缺血部位的缺血症状，而原血管的病变是依旧存在的。而介入治疗，不管有没有在冠状动脉中放支架、有没有使用药物涂层支架，都只能疏通部分血管，严重狭窄的血管（比如小血管、情况复杂的血管等）、狭窄程度低于75% 的血管等是不适合支架植入的。

接受手术治疗的冠心病患者，若仍然坚持以前不良的生活习惯，不积极控制血糖、血压、血脂，不遵医嘱按时按量服用药物，术中所植入的支架和搭建的桥血管可能还会出现支架内再狭窄或桥血管内粥样硬化，而之前病变程度较轻的血管也可能会逐渐狭窄并再次导致心肌缺血。

因此，冠心病的手术治疗并不能根治冠心病，它只是一种解除危险状况、缓解症状和挽救患者心脏细胞甚至生命的手段。

【张医生健康知识小锦囊】

放置在血管内的支架分为哪几种？

放置在血管内的支架主要分为金属裸支架、药物涂层支架、药物洗脱支架，以及最新一代生物可吸收支架。

（1）金属裸支架：最早出现的心脏支架，为单纯金属网状管，20世纪80年代开始使用，不带药物涂层。此类支架的缺点是植入1~2年后支架内会长斑块，植入支架的血管会再次狭窄，需要再次重建。

（2）药物涂层支架：在金属裸支架基础上发展而来的第二代支架，即在金属网梁表面涂一层药物，以抑制细胞增生，防止其再狭窄。

（3）药物洗脱支架：采用特殊工艺，可以在病变部位缓慢释放药物的血管内支架系统，通过抑制目标血管段新生内膜增殖从而抑制支架内再狭窄。药物涂层支架的药物涂在金属网表面。药物洗脱支架的药物在支架内部，在支架植入血管后缓慢释放药效，达到预防和治疗的效果。

（4）生物可吸收支架：生物可吸收支架植入机体内后，经过2~3年支架可被吸收，从而达到使血管恢复，没有异物残留的目的。

80 什么时候需要进行支架植入治疗?

当患者患有冠心病,在运动或情绪激动后出现心绞痛,或在原有的心绞痛基础上出现了症状加重的情况,**经过冠状动脉 CTA 或冠状动脉造影检查发现,病变血管狭窄达到一定程度,血管通过血液的能力低于一定的数值时,医生会建议患者进行支架植入治疗。除了有症状的患者,无症状但血管病变已经很严重的患者,也应当接受支架植入治疗。**

而当患者发生急性心肌梗死,在医疗机构的条件允许下、病变情况允许进行支架植入治疗时,应当接受急诊支架植入治疗。

81 支架可以用多久？

　　和汽车零件不同，支架一般没有"使用寿命"的说法，因为已经植入的支架是否能够继续使用主要取决于支架本身是否发生意外。常见的使支架无法继续使用的情况主要是支架内再狭窄，极罕见的无法继续使用的情况为有支架脱落或支架断裂。这些意外情况并没有确切的发生概率与时间。我们以支架内再狭窄为例，有的患者可能在植入支架后的半年内就发生了再狭窄，而有的患者可能一辈子也不会出现。使用药物涂层支架、调节生活规律、规范服用药物，可以在最大限度上避免或延缓支架内再狭窄的发生，延长支架的使用寿命。

82 一次最多可以植入几个支架？支架内如果再形成血栓怎么办？

放入支架的数量是医生根据患者的血管狭窄情况而定的。如果需要一次性放入超过 3 个支架，就需要请心血管外科专家会诊，比较支架治疗和外科心脏搭桥手术的优劣并根据患者及其家属的意见进行选择。

支架内血栓是指支架植入冠状动脉后，支架植入部位形成血栓，导致冠状动脉完全或不完全闭塞。

对于（亚）急性血栓，目前多认为其可能与血小板黏附聚集有关，在短时间内形成了较大的血栓，导致急性的血管堵塞。血栓可以发生在没放过支架的血管，也可以发生在支架内，一旦出现，可能会导致心绞痛再发、加重，甚至导致心肌梗死，乃至猝死。因此，患者在做完支架手术后，在继续服用阿司匹林的基础上，会加用氯吡格雷（或替格瑞洛），以起到双重抗血小板作用，预防支架内血栓。这两种药物可以抑制血小板的聚集，不让血栓形成。一旦急性血栓形成，需要及时到医院就诊，甚至需要急诊手术溶栓或再次介入治疗。

晚期血栓的形成可能有诸多因素：①支架因素。总的来说，第二代药物支架比第一代药物支架的发生率低一些。②病变因素。如果支架部位的血管是分叉的、细小的、很长的、弯曲的等，就比较容易出现再狭窄。③患者因素。放完支架，如果患者没控制好血压、血糖、血脂，还继续抽烟，这些都会增加再狭窄的发生率。

因此，放完支架 1 年以后，我们需要做冠状动脉造影进行复查，明确支架及冠状动脉血管的情况，在此基础上调整用药。如果患者支架内再次形成血栓或其他冠状动脉出现狭窄等，需要继续口服双联抗血小板药物（即阿司匹林＋氯吡格雷或替格瑞洛）；如果复查结果较好，没有再次形成血栓或出现狭窄，那么一般会停止服用氯吡格雷或替格瑞洛，但仍继续服用阿司匹林，也就是单抗治疗。

支架内血栓每年的发生率大约为 0.5%。如果患者在术后 1 年能够耐受阿司匹林和氯吡格雷（或替格瑞洛）的联合治疗，并且有较高的血栓形成风险，有些医生会建议患者继续这种双联药物治疗，以尽可能降低支架内血栓的发生率。如果患者自己擅自停掉氯吡格雷，支架内发生血栓的风险会大大增加，有报道称，可能会增加几十倍。因此，患者在放完支架后一定要按时复查并按照医生的要求服用抗血小板药物。

83 支架植入后能否自动吸收？网上流传的生物可吸收支架，目前可以使用吗？

目前应用最广泛的心脏支架是药物洗脱支架，常用于制作药物洗脱支架的材料有医用不锈钢、镍钛合金、钴铬合金等，这些金属制成的支架既不会生锈也不会被吸收，**会永久保留在血管当中**。支架放入血管之后，刚开始会直接暴露在血管内，但随着血管内膜上的内皮细胞一点点地生长起来，它会逐渐被内皮细胞覆盖，一般几个月至几年后绝大多数人的支架都会被内皮细胞包裹在血管壁内与血管融为一体，这一过程被称为"再内皮化"。

生物可吸收支架的面世，解决了支架永久留存于体内的问题，实现了从"血管再通"到"血管再造"的飞跃。

什么是生物可吸收支架？**生物可吸收支架是由可降解的聚乳酸材质或可吸收金属制成，在植入人体后完成血运重建和血管的修复以后，一般经 2~3 年可在体内完全降解，血管弹性收缩功能得到恢复，无支架异物留存于血管内**。

生物可吸收支架与传统支架相比，主要有以下几点优势：

（1）生物可吸收支架植入体内后，经过 2~3 年逐渐被降解，最终完全降解为水和二氧化碳，被人体吸收，恢复血管弹性功能。

（2）传统金属支架植入后，患者需要服用抗凝药物至少1年，为防止出现支架内血栓，还需要长期服用抗血小板药物。而生物可吸收支架能够在人体内彻底降解并被吸收，所以患者无须长期服用抗血小板药物。但如果患者本身存在"三高"等基础疾病，为了防止动脉再次狭窄，需坚持服药控制。

（3）传统金属支架是使用金属材质制成的，植入体内后会一直存在异物反应，患者容易产生炎症和排异反应，因此支架内再堵塞的概率比较高。而生物可吸收支架是由可降解的聚乳酸制成的，植入体内后经过2~3年可降解被人体吸收，且无异物留存于体内，因此发生再狭窄的概率比传统金属支架低很多。

（4）传统金属支架植入体内后，一旦发生再堵塞，由于支架无法取出，所以不能在堵塞的位置重复安装，而生物可吸收支架因可降解性，可在同一病变处进行多次介入干预，不会产生支架重叠带来的问题，也可消除过多植入支架导致的冠状动脉"金属化"。

但是生物可吸收支架仍存在不足。目前应用于临床的生物可吸收支架有"生物可吸收聚合物支架"与"生物可吸收金属支架"两种。

生物可吸收聚合物支架所用的材料大多是高分子材料，该项技术尚未成熟，它的基体一般为多聚乳酸等聚合物，与金属支架相比，它在支撑力方面有先天的不足，限制了其在小血管、钙化病变、弥漫性病变、高度迂曲病变、分叉病变和左主干病变的临床应用，高压下容易断裂。生物可吸收支架的保存和运输要求比较严格，保质期短，价格昂贵，这些都限制了它在临床上的应用。

生物可吸收金属支架使用最多的金属材料为镁、铁、锌及它们的合金材料。相较于生物可吸收聚合物支架，生物可吸收金属支架具有更好的操作性、更强的机械支撑能力等优点，但其自身也存在降解速度过快导致血管塌陷再狭窄、无法行磁共振检查、金属元素在体内蓄积等缺点。

总的来说，目前生物可吸收支架在临床的应用仅限于简单的冠状动脉病变，对于复杂病变及远期预后情况，还缺乏更深入的研究及更大量的临床试验数据支持。并且，由于生物可吸收支架进入临床的时间不长，尚无充足的临床数据来支持，故不推荐其作为介入治疗的首选。尽管药物洗脱支架不可吸收，但它目前还是冠状动脉介入术中的优先选择。

84 什么是球囊治疗?

　　球囊治疗是介入治疗的一种。介入治疗是非常重要的治疗冠心病的方法,我们熟知的植入支架就是最为经典的介入治疗方式。支架一旦植入体内,就会永远保留在血管中,虽然技术十分成熟也非常安全,但是仍然有远期的支架内再狭窄和支架内血栓的风险。

　　药物球囊作为近几年新出现的器械,有它独到的优势,但是大家对药物球囊还存在很多不太准确的理解,在了解药物球囊之前,我们必须得了解一下介入治疗的过程。最早的时候,只有普通球囊,可用它把狭窄的血管扩张开,虽然当时解除了狭窄,但是由于细胞的增生,远期血管又会出现狭窄的情况。后来出现了支架,支架一方面可以起到支撑血管的作用,另一方面支架上的药物可以有效地抑制细胞增生,防止血管再狭窄。药物球囊是将抑制细胞增生的药物,通过球囊输送到病变部位,将药物释放在血管壁上,然后将球囊撤出体外,仅通过保留在血管壁上的药物长期发挥作用,防止血管再狭窄,实现了介入无植入。

85 什么情况适合做球囊治疗？

适合放药物球囊的情况有以下几种。

1. 支架内再狭窄

如果以往冠状动脉植入过支架，支架因为斑块增生出现了再狭窄或者堵塞，这个时候用药物球囊是最为合适的。

2. 小血管病变

直径比较小的冠状动脉如果植入支架的话，支架再次堵塞的概率比较高。这种情况下，药物球囊的远期效果可能会更好。

3. 分支开口病变

以往对于这种病变，我们往往采用双支架的办法，但双支架远期再次堵塞的概率很高。现在，我们可以在主干血管植入支架，在分支开口使用药物球囊治疗，这一办法的远期效果比较理想。

4. 患者近期需要手术或者出血风险比较高

植入支架以后，需要服用两种预防血栓的药物至少 1 年，患者在这期间一旦停药，很可能会出现支架内血栓。如果患者需要手术或者已经出现了明显的出血，这时就会非常棘手。但是使用药物球囊以后，两种预防血栓的药物最快 1 个月就可以停用。

　　不过，在进行介入治疗前，医生很难判断患者是否适合药物球囊治疗，只有在治疗的过程中，根据患者的血管条件进行判断。因此，大家不要过于强求球囊治疗，适合的才是最好的。

86 介入治疗与溶栓治疗的区别是什么？什么时候可以溶栓？

介入治疗属于手术治疗的范围，通常需要住院治疗。溶栓治疗则属于药物治疗。溶栓治疗通常只用于发生急性 ST 段抬高型心肌梗死时，这个标准需要专业的医生来进行判断。

如果将冠状动脉比作灌溉农田的管道，各个心肌细胞就是农田里需要灌溉的庄稼，冠心病的发作便等同于管道内的堵塞，长期得不到水的庄稼便会干涸而死。介入治疗可以看作向水管内伸入一根"铁丝"，"铁丝"上根据需求附着不同的器具用来疏通水管。溶栓治疗可以看作在水管远端注入药物，然而药物只能溶解血栓，却溶解不了其他物质，因此使用条件较为苛刻。

冠心病根据症状可以分为稳定型心绞痛和急性冠状动脉综合征，冠心病的逐渐发展可看作冠状动脉内斑块的逐渐发展。若将冠状动脉比作软水管，则可以这样看待冠心病：最开始是水管内壁破了，一些水流中的软泥便附着在上面，如果放任不管，一来软泥块会慢慢变大，二来软泥的表面会逐渐变硬，在软泥块的表面盖了一层硬硬的"帽子"，这个"硬帽子"可不是溶栓药物能够溶掉的。

稳定型心绞痛，大多数情况下斑块表面的"硬帽子"都非常牢固（医学上称为冠状动脉狭窄或部分狭窄且斑块稳定），因为有这个"硬帽子"的保护，斑块整体还是比较稳定的，只有在活动量较大或者情绪激动的情况下，斑块堵塞加上血管收缩才会导致血流不足引起症状，休息后常很快缓解。如果是这种情况，一般服药控制便可，当然，如果血管狭窄特别严重就需要介入治疗，因为斑块表面的"硬帽子"用药物溶不掉，所以绝对不进行溶栓治疗。

急性冠状动脉综合征分为 ST 段抬高型心肌梗死、不稳定型心绞痛、非 ST 段抬高型心肌梗死。

斑块表面的"硬帽子"不稳定，"硬帽子"局部发生破裂或者糜烂，导致其表面血栓形成，同时活动量较大、情绪激动等诱因导致冠状动脉痉挛收缩便会引起不稳定型心绞痛、非 ST 段抬高型心肌梗死，它们的区别在于是否有心肌的损伤。在这两种情况下，血管内只有少量的血栓，用溶栓治疗并不能达到理想的治疗效果，反而会增加其他部位的出血风险，因此应首选介入治疗而非溶栓。

ST 段抬高型心肌梗死，常见于斑块表面的"硬帽子"极其不稳定时。此时，在各种诱因的作用下，"硬帽子"破裂导致斑块破裂，斑块内部的物质被释放出来，在各种因素作用下血管内大量血栓形成。在这种情况下才能考虑使用溶栓治疗，即用药物溶解血管内的血栓，但一般也仅适用于胸痛发生后 12 小时之内，超过这个时间段溶栓效果也比较差。

87

哪些患者适合做冠状动脉搭桥手术?

有以下几种情况的患者适合做冠状动脉搭桥手术:

（1）重要的血管如左主干、左前降支等发生病变。

（2）心脏所有血管都病变严重且心功能较差。

（3）稳定型心绞痛，对内科药物治疗反应欠佳，影响工作或生活。

（4）有严重的心律失常。

（5）内科治疗失败。

简而言之，即患者有内科介入治疗难以处理的病变，既可能是管壁钙化或狭窄过于严重，介入治疗无法达到扩张血管的效果，又可能是介入治疗时血管破裂风险较高，还可能是介入治疗效果欠佳。

目前常用的冠状动脉搭桥手术方法主要有两种：一是体外循环搭桥，将血液引到体外，经过人工心肺机处理后再灌入体内，适用于肺功能不好、年龄较大的患者。二是非体外循环冠状动脉旁路移植术，即在胸骨正中切开一个切口，然后在跳动的心脏上完成冠状动脉旁路移植术。也可以通过小切口冠状动脉旁路移植术、机器人辅助下冠状动脉旁路移植术、心脏杂交技术（Hybird）等完成搭桥手术。每项技术都有其适应证，需要根据临床医生的经验来判断并使用。临床研究表明：对于高危患者（包括三支病变，左室功能差，有心肌梗死史、高血压病史等的患者，主要由临床医生判断），相较于药物治疗组，术后的存活率和心绞痛缓解率均有较大提升。简言之就是对于有高危因素的患者来说，冠状动脉搭桥算是更好的选择。而且，需要明确的一点是，选择冠状动脉搭桥手术时，往往意味着血管病变比较严重，需要同时搭多根桥，但对于这类患者来说，手术的受益总体还是大于风险的。

88 冠状动脉搭桥后的血管可以用多久？

根据搭桥所用的血管的不同，其使用寿命也有所不同。

冠状动脉旁路移植术常用的血管桥材料是大隐静脉和乳内动脉。大隐静脉的早期通畅率为 88%，1 年、5 年和 15 年以上通畅率分别为 81%、75% 和 50%。乳内动脉的远期效果明显优于大隐静脉，1 年和 10 年通畅率分别为 95.7%、90%以上，而且其存活率、无干预存活率即无事件存活率均明显高于应用静脉桥的患者。换言之，**影响冠状动脉搭桥血管使用寿命的最大因素为通畅率，即血管不发生狭窄的概率，相比较而言，动脉搭桥的预后常好于静脉搭桥，但动脉搭桥常存在着动脉血管难以获取、手术难度高等缺点。**

◀张医生健康知识小锦囊▶

大隐静脉和乳内动脉

大隐静脉是人体的一个浅静脉，起始于踝关节的内上方，沿腿部内侧走行，在腹股沟区与股静脉汇合。大隐静脉是冠心病搭桥手术常用的材料，获取比较简便。虽然患者腿部会有一定的创伤，但大隐静脉获取远比桡动脉获取简单。腿部大隐静脉的长度较长，可在手术中为大部分狭窄病变血管提供足够的长度。即便患者一侧大隐静脉出现曲张或因其他原因不能使用，但另外一侧大隐静脉仍然是进行搭桥手术较好的选择。采用大隐静脉进行搭桥手术并不会对身体造成较大影响，即不影响患者下肢血运。

左侧胸廓内的乳内动脉也常被选为桥血管材料，该血管内径与冠状动脉非常匹配。乳内动脉作为桥血管，通畅率非常高，能够稳定长久地给心肌提供血液。大量临床实践表明，乳内动脉桥血管10年通畅率在95%左右，还可以对下游的冠状动脉形成保护。由于前降支供应了左心室70%的血供，它一旦闭塞就会非常危险，所以乳内动脉常被用来搭在前降支这根冠状动脉上，可谓是冠心病患者宝贵的"礼物"。

国内相关研究表明，虽然全动脉搭桥耗时长且难度大，且短期内用大隐静脉搭桥通畅率较高，但在长期效果上，采用乳内动脉搭桥通畅率优于用大隐静脉搭桥，且在并发症发生率及术后再通率的比较上全动脉搭桥优势也比较大。且随着心包开窗技术及体外循环辅助心脏不停跳技术的应用，全动脉搭桥手术的安全性也在逐渐提高。

要理解为何动脉搭桥和静脉搭桥区别如此之大，首先便要理解何为动脉，何为静脉。动脉血管根据组织学结构可分为大动脉、中动脉、小动脉等，这里我们谈到的主要是中动脉，其作用是将血液运输至各器官组织，因此动脉内压力常常比较大，而动脉壁也常常比较厚，有着明显的分层可以抵抗压力。静脉又可称为容量血管，我们这里谈到的大隐静脉便是其中一种，从其名字便可知道，其主要作用是储存血液，其管壁通常比较薄，因此从结构上来看，大隐静脉便有着先天的结构劣势。而静脉桥容易发生衰败的机制，可能是因为静脉本身的结构劣势，也可能与静脉的获取方式有关；传统的静脉获取方式需要剥离静脉外膜并进行注水扩张，不可避免地会损伤静脉。当然，随着技术的不断进步及相关研究的不断推进，目前也有不少的改进方式来提高大隐静脉的

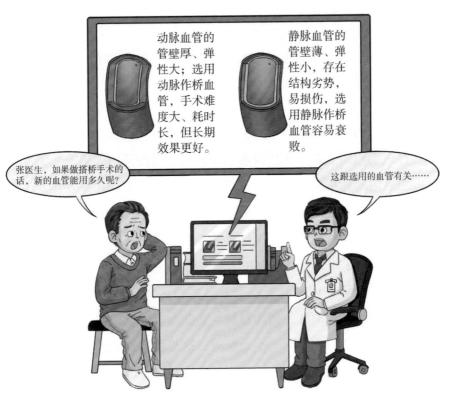

通畅率，包括改进获取方式为"无接触"获取，即在获取大隐静脉时保留周围的脂肪组织作为缓冲区域，避免静脉壁的直接暴露与接触，可以理解为将宝贵的血管连带着周围的缓冲区域一起取出来，也包括利用改进静脉保存液、放入静脉外支架等手段来促进静脉桥的远期再通。动脉桥预后较好的原因，可能与其具备致密内弹力层，可以有效遏制平滑肌细胞移动，减轻术后粥样硬化、血栓有关。

冠状动脉搭桥手术的桥血管使用寿命与材料的选择及后期的干预密切相关，手术过程中应该根据医生的判断进行选择，且在搭桥过后也应保持良好的生活习惯，规律服用药物，这样才能最大限度地保证手术的获益性！

89 搭桥手术与介入手术有什么区别？

搭桥手术与介入手术的主要区别便是有无搭建新的血管。介入手术是将原来堵塞的血管通过送入的心导管进行处理再通。而搭桥手术往往是因为血管狭窄比较严重或者介入处理风险太大，所以需要重新搭建一根血管来使心肌得到重新灌注。此外，**介入手术是在局部麻醉情况下进行的，搭桥手术往往是在全身麻醉情况下进行的**。介入手术通常选择经桡动脉介入治疗，切口小，术后恢复较快，但难以处理病变复杂的冠状动脉狭窄，对于病情较轻的患者，**介入治疗因其创伤小、对机体损伤较小而优于搭桥手术**。搭桥手术通常需要开胸，手术切口包括胸骨正中切口及侧胸壁、胸骨旁或部分胸骨劈开的小切口等，**创伤较大，但手术效果可靠，成功率较高，病情越重越能体现出搭桥手术的优势**。对于中等危险的冠心病患者，如严重单支和中等受损的双支病变（包括前降支的患者），搭桥手术与经皮冠状动脉腔内血管成形术即冠状支架植入术（PTCA）效果相似。

20 世纪 90 年代初期，有较多的研究对介入手术和搭桥手术的预后进行了对比，结果显示，搭桥术组患者和介入治疗术组患者的死亡率和再发心肌梗死率无显著区别，但相较于介入治疗组患者，搭桥手术组患者的无症状生存率明显偏高且需要再血管化率明显偏低；在随访早期，介入治疗组患者的心绞痛的发生率明显偏高。简而言之，尽管搭桥手术组患者的病情相较于介入治疗组患者往往更加严重，但搭桥手术组患者术后症状缓解更加明显，生活质量明显变高，需要后续重新介入或者搭桥的概率均低于介入治疗组。对于糖尿病患者，搭桥手术组患者的 5 年生存率明显高于介入治疗组患者。

【张医生健康知识小锦囊】

什么是"再血管化"？

　　再血管化，主要是指通过介入手术治疗，或者是冠状动脉旁路移植术，让原来缺血的心肌能够再获得供血。

　　总之，介入治疗和搭桥治疗应根据患者的危险程度选择，危险程度应由临床医生进行判断。对于低危患者来说，介入治疗是更为合适的选择；高危患者则应该选择搭桥治疗，这类患者选择搭桥治疗后的生活质量、生存率及再发心肌梗死率的降低均优于介入治疗组患者；中危患者需要临床医生更进一步的判断，医生应结合患者的意愿及其可能的预后给出合适的治疗方案。当然，介入治疗失败或者风险较高的患者也应选择搭桥治疗。

90 冠心病治疗后需要复查吗？

需要。

心脏是人体循环系统的动力来源，通过持久的搏动将血液输送到全身血管，给每一个细胞提供生存必不可少的氧气及营养物质，同时带走细胞产生的代谢废物，是全身器官维持正常功能的基础。血栓形成、外力压迫或循环血容量不足等原因可导致循环系统供血中断，一旦超出细胞和器官的承受能力，将引起细胞死亡和器官衰竭。其中，由于神经细胞和心肌细胞功能的重要性和不可再生的特性，人的大脑和心脏对缺氧尤为敏感，短时间缺血可造成细胞的死亡，甚至导致危及生命的严重不良后果。

冠状动脉是循环系统中负责为心脏供血的血管，因其形状与倒置的皇冠相似而得名。冠状动脉对心脏的正常运作至关重要，冠状动脉供血不足引起的心功能异常轻则影响生活质量，如乏力、对运动的负荷能力减弱等；重则引起生命危险，如急性心肌梗死。因此，对于心血管疾病，患者及其家属应给予充分的重视。

在阐述冠心病病理机制的学说中，脂质浸润学说广为人知。该学说认为，血液中增高的脂质侵入血管壁并发生堆积，同时刺激纤维组织增生形成纤维帽，二者共同组成所谓的粥样斑块。在血脂的监测过程中，我们可以简单地认为，低密度脂蛋白、极低密度脂蛋白对上述过程起促进作用，其升高对健康无益，高密度脂蛋白则相反。血管在狭窄过程中会引起心脏慢性缺血症状（如心绞痛），而不稳定的脂质斑块一旦破裂并形成血栓，可堵塞血管，导致心脏急性缺血，威胁生命安全。

从上述发病机制不难看出，脂质斑块的积累是一个慢性过程，可以通过长期口服药物对其进行干预，减缓疾病进展，但对于已经病变的血管，口服药物无法使其恢复如初。当血管狭窄到一定程度时，可以通过冠状动脉支架植入或球囊扩张等手术来改善心肌血流供应。**但支架植入并不是一劳永逸的手段，植入后仍有发生再狭窄的风险。因此，定期复查是冠心病治疗中不可或缺的一环。**定期复查可以及时、多维度地评估心脏功能，检验药物的疗效及高危因素（包括但不限于血糖、血脂、血压等）的控制水平等，这些对临床治疗方案的调整有重要的指导意义。长期的动态监测有助于医生及患者充分了解病情变化，及时发现异常指标并进行处理，有效避免慢性疾病在不知不觉中恶化，甚至造成不可挽回的局面。

91

可以通过口服药物把冠状动脉里的斑块消掉吗？

口服药物可以一定程度上稳定斑块、降低斑块体积，但严重的粥样硬化病变仍需要手术干预。

冠状动脉粥样硬化斑块的形成是一个缓慢的过程，根据病变严重程度可以分为以下 3 个阶段。

1. 软斑块

此阶段血管内膜表面有明显的隆起，斑块内有大量坏死物质和胆固醇结晶，当斑块受到一定冲击时，纤维帽可发生破裂，血小板附着在血管内膜损伤处形成血栓，从而阻塞血管。急性心肌梗死就是典型的例子。

2. 硬斑块

当软斑块的纤维帽内逐渐发生钙盐沉积，斑块逐渐钙化变硬就变成了硬斑块。硬斑块有更小的脂质核心、更大的纤维帽，稳定性更高，破裂的可能性较低。

3. 动脉瘤与动脉夹层

动脉硬化病变严重时，血管壁变薄，在较大的血流压力下，动脉会向外膨出，形成动脉瘤。当斑块内膜破裂后，血流可以从内膜进入血管壁中层，造成中层的剥离，并在其内形成血肿，只有当出现其他裂隙时，夹层内血液才能流出，可见动脉夹层是一种较为凶险的病理变化。

那么，口服药物可以使斑块完全消除吗？这也是因人而异的。在软斑块形成前的动脉硬化早期，尤其是内膜刚受损时、纤维斑块形成初期，药物干预有可能使其完全消失。但在实际生活中，患者就医时往往已有明显的心肌缺血症状或相关影像学证据，能在早期阶段及时干预的情况较少，并且早期干预的利弊如何目前仍有争论。斑块一旦形成，基本无法完全消除，但仍可以在药物的作用下发生一定程度的逆转，包括缩小体积和向硬斑块转化两个过程。

控制血脂水平是目前主要的逆转斑块手段。在无明显禁忌的情况下，通过服用他汀类等降脂药物，使低密度脂蛋白水平降低，减少脂质向血管内转运；使高密度脂蛋白水平增加，加速脂质向血管外转运。此方法被证实可以有效减缓斑块进展，甚至降低斑块体积，且有较高的安全性。除此之外，养成良好的生活习惯也是稳定斑块的基础，控制饮食、规律运动也被证实有稳定斑块的作用。

总而言之，对于无须手术处理的斑块，可以通过长期服药控制血脂水平，延缓斑块进展或使其发生逆转，但病变严重、病情紧急的血管斑块，只靠药物保守治疗显然无法解除相关心血管风险，故仍需进行手术干预。

92 可以不吃西药，只吃中药治疗冠心病吗？

中药可以作为治疗辅助用药，不能代替西药，目前仍建议以西医治疗为主。

目前，在我国各大中医院心血管内科，治疗冠心病的核心方法和西医一致，**用药时多采取中西医结合的方法，完全靠中药治疗的病例非常少。**

经过学术界严谨的实验和统计学研究，西药被设计成精确针对发病机制中某一环节的靶向药物，有明确的适应证和禁忌证，在绝大多数患者身上都可以取得预期的效果。

治疗冠心病常用的中成药有：

（1）苏合丸：有祛寒活血、宣痹通阳的作用，用于寒凝心脉所致的胸痹，有改善微循环、增加冠状窦血流量、提高耐缺氧能力、减慢心率等作用。

（2）通心络胶囊：具有益气活血、通络止痛功效，可明显改善急性心肌缺血程度、缩小心肌梗死范围、增加冠状动脉血流量、改善心肌供血供氧。

（3）麝香保心丸：能促进治疗性血管新生、保护血管内皮、阻遏动脉粥样硬化、抑制动脉壁炎症、稳定已经形成的粥样斑块。

使用时应准确判断，辨证分型，对症用药，同时也应监测肝肾功能，避免增加肝肾负担。

93 波立维和倍林达这两种药物有什么区别？

案例

患者王某，64岁，突发急性心肌梗死，无论是否接受再灌注治疗，均应尽早使用替格瑞洛，以改善长期预后；患者李某，85岁，平时常有心绞痛发作，曾有脑出血病史，因为患者年龄较大且出血风险高，需要医生结合患者整体病情、进行出血风险评估后决定抗血小板治疗方案；患者赵某，55岁，血管病变较轻，无须手术处理，可以维持阿司匹林单药治疗；患者周某，58岁，拟接受外科搭桥手术，术前、术后均应停止服用抗血小板药物一段时间，防止外科手术切口出血，术后认为安全时应尽快恢复用药，优先选择阿司匹林联用替格瑞洛的治疗方案。

波立维与倍林达分别是两种抗血小板药物——氯吡格雷和替格瑞洛的商品名。与阿司匹林的抗血小板聚集机制不同，这两种药物通过作用于同一种受体即 P2Y12 来抑制血小板聚集。无论是药物治疗还是手术治疗，抗血小板均是冠心病患者管理方案的基石。双联抗血小板，即阿司匹林联合一种 P2Y12 受体拮抗剂，对于急性心肌梗死及接受冠状动脉介入手术的患者来说更是标准治疗方案。

氯吡格雷是经典抗血小板药物，需要经过肝脏代谢，对血小板产生的抑制作用不可逆转，在冠心病患者术后抗血小板治疗中一直发挥着稳定的疗效，可改善冠心病患者预后、降低其死亡率。但研究发现，部分患者服用氯吡格雷后未能有效抑制血小板聚集，这种现象被称为"氯吡格雷抵抗"，这与人的基因型密切相关。对于发生氯吡格雷抵抗的患者，药物替换为新型抗血小板药物替格瑞洛后，可获得明显的疗效。

替格瑞洛是新型抗血小板药物，和氯吡格雷相比，起效更快、疗效更强，患者长期获益更大，对急性心肌梗死发作等需要紧急抗血小板的患者来说是更优的选择，一旦发作应尽早使用；其代谢速度快，使用后失效快，发生出血时可能更易控制；其抗血小板作用可逆，被机体清除后，血液中的血小板活性可恢复正常。

但替格瑞洛也会导致不同程度的不良反应，如出血、呼吸困难、尿酸升高等，对于出血风险较高或无法耐受的患者应及时调整药物方案。

由于二者不同的药物特性，医生会根据患者具体情况使用不同的药物。

综上所述，替格瑞洛在疗效和长期预后上均有更好的表现，在冠心病患者的管理过程中，如无不能耐受的不良反应，应首选阿司匹林联用替格瑞洛的双联抗血小板方案。

94 吃完阿司匹林后牙龈和鼻子出血怎么办？可以自行停药吗？

不建议患者自行停药。

阿司匹林为水杨酸衍生物，对缓解轻度或中度疼痛（如牙痛、头痛、神经痛及痛经等）有较好的效果，亦可用于感冒等发热疾病的退热、风湿病的治疗等。近年来研究发现，阿司匹林可通过抑制环氧化酶对血小板发挥强大的、不可逆的抑制作用。阿司匹林是冠心病、脑卒中等心脑血管疾病经典治疗方案的基础。阿司匹林具有强大的抗血小板作用，可以有效防止血栓形成，其降低严重血管事件（包括急性心肌梗死、脑梗死等）发生的作用已被大量临床试验证实并获得广泛认可。

但阿司匹林导致的不良反应在临床上也屡见不鲜，主要包括以下几种。

（1）过敏反应：如麻疹、面部肿胀、哮喘、休克等。如发现过敏症状，患者应立即停药，且在以后的治疗方案中避免使用。若患者对其他止痛药、退热药过敏，也不要使用阿司匹林。

（2）消化道反应：阿司匹林可减少胃血流、增加胃酸分泌，从而导致胃溃疡。其抗血小板作用也增加了胃出血风险。

（3）其他出血反应：患者服用阿司匹林或双联抗血小板

药物时，除了消化道出血外，也可引起牙龈、皮下出血等。医生通常在评估相关风险后给予用药，在无明显禁忌、不良反应程度较轻微或使用药物总体效果利大于弊的情况下可使用阿司匹林。

若患者用药期间发现牙龈、鼻腔、结膜等位置出血，建议首先选择自行观察，出血程度较轻且能自行停止则无须就医。实际上，可以自愈的小型出血事件在临床上占大多数，这种情况下继续服用阿司匹林，患者依然有较大获益，故不需要特殊处理；**若患者经过一段时间的观察，出血仍未停止或发现大便发黑，可选择就医，经专科医生评估出血和血栓**

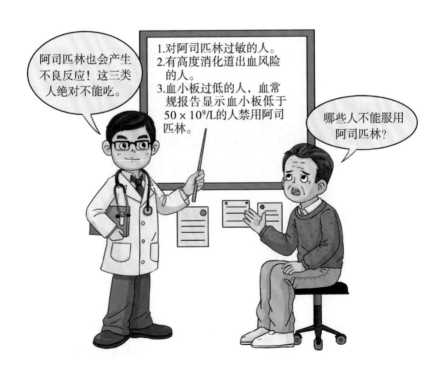

风险后再考虑调整用药方案。另外，出现黑便或有明显消化道不适症状的患者应明确是否有消化道共患病（如消化道溃疡、痔疮、肿瘤等），及时对症用药，避免加重相关病情；若出血量较大，或复查血常规有贫血证据时，更应及时就医，调整治疗方案。

综上所述，有阿司匹林危险因素，如过敏、哮喘、痛风、胃十二指肠溃疡史、较高出血风险等的患者，需要在专科医生的指导下调整用药。除此之外，一般冠心病患者均应规律服用阿司匹林，即使发生轻度牙龈、鼻腔、结膜或皮下出血也无须停药。

95

在被诊断为患有冠心病后血脂降低了,还要一直吃他汀类药物吗?为什么医生说他汀类药物最好终身服用?

　　冠心病是一类比较常见的慢性病,患者确诊后无法治愈,需要长期服药,而高血脂是导致冠心病的主要原因之一。当人体的血脂水平过度升高,超过人体的承受能力后,就会引起血液黏稠、血液流速减慢,然后多余的血脂就会沉到血管壁中,逐渐在血管内皮下形成动脉粥样硬化斑块,引起冠心病。因此,降血脂是预防和治疗冠心病的重要手段。

　　越来越多的证据显示,在冠心病的整体防治中,他汀类药物具有不可替代的作用。他汀类药物在动脉粥样硬化斑块的形成与进展阶段均有明显的治疗作用。大剂量使用他汀类药物对于防止动脉粥样硬化斑块变大非常有效,甚至在某些情况下还可以缩小已形成的斑块;同时,还使得一些不良心脑血管事件,如心肌梗死的复发率、脑梗死等的发生率明显下降。他汀类药物可以通过减轻机体的炎症反应来稳定易损型斑块,减少急性冠状动脉综合征事件,如急性心肌梗死的发生。长期服用他汀类药物对冠心病患者的心功能有利,可以减少慢性心力衰竭事件的发生。

　　因此,当患者被诊断为冠心病后,即使血脂降低了,也要坚持终身服用他汀类药物。

96 吃他汀类药物后出现不良反应怎么办？

他汀类药物的不良反应在常规服用量的患者中很少出现，只有在服用了大剂量的患者中才比较多见，常见的不良反应及应对方法如下。

（1）肝功能的异常：主要表现为转氨酶的升高，并且呈剂量依赖性。当血清转氨酶升高超过正常值上限的 3 倍时，可采取减量或停药的方法来逆转肝功能的异常；当未超过正常值上限的 3 倍时，可继续观察或采取减药的方式；**当患者出现失代偿性肝硬化或者急性肝功能衰竭时，应立即停药**。

（2）肌病：《ASCVD 患者逆转斑块他汀治疗专家共识》认为，在应用他汀类药物治疗期间应定期检测血清肌酸激酶。**如果患者服用他汀类药物出现了肌肉疼痛、酱油色小便等症状，需要立刻就诊，情况严重时可以先停药**。

（3）新发型糖尿病：长期服用他汀类药物有出现新发型糖尿病的风险，但是他汀类药物对冠心病患者具有较好的保护作用，因此对于**易出现新发型糖尿病的人群（如老年患者），需要监测血糖，根据血糖值并在医生指导下进行药物的调整**。

（4）认知功能障碍（如阿尔茨海默病）与神经系统损害：如感觉异常、眩晕、失眠、周围神经病变等。**这些不良反应较少见，即使出现也并不严重，通常于停药后消失**。

97 鱼油等保健品可以降血脂吗？可以代替降脂药吗？

  鱼油是鱼体内的全部脂质的统称。与其他含有较多饱和脂肪酸的动物性脂肪不同，鱼油含有较高的 ω-3 型多不饱和脂肪酸（ω-3 PUFA），其中二十碳五烯酸（EPA）、二十二碳六烯酸（DHA）被认为是调节人体血脂代谢的重要物质。

  鱼油可以在一定程度上降低血液中的甘油三酯的浓度，但是此现象与鱼油的剂量及纯度有关。研究表明，高剂量的鱼油（4 g /d）相较于安慰剂（矿物油）而言，**明显降低了冠心病患者的心血管不良事件，如急性心肌梗死的发生率。虽然鱼油可以改善甘油三酯的代谢异常，但它能否调节其他血脂（如低密度脂蛋白胆固醇）的代谢目前仍然存在争议。**

  既然鱼油可以调节人体血脂代谢，那么它可以代替降脂药吗？答案自然是否定的。所有保健品均不能代替降脂药物。《中国成人血脂异常防治指南》中明确指出：治疗高血脂时应以他汀类药物为主；只有患者在服用他汀类药物出现不能耐受的不良反应时，以及应用他汀类药物不能使血脂水平达标时，才需要考虑使用多种降脂药物，如他汀类药物加贝特类药物或者高纯度鱼油制剂等。

  因此，鱼油等保健品虽然具有降血脂的功效，但不能替代他汀类等降脂药物。

98 一直吃素的人还需要吃降脂药吗?

　　吃素是食物中不包含肉类的饮食方式。素食人群缺乏动物性食物的摄入,他们的饱腹感不强,容易引起主食摄入过多,因此在满足机体所需要的能量后,多余的碳水化合物就会在人体内经过一系列的生化反应转化成甘油三酯并储存起来。**从这个角度来说,素食者更容易出现血脂异常的问题。**

　　此外,部分素食人群爱吃坚果类等脂肪含量比较高的食物,同样可导致脂肪摄入过多进而在体内堆积,血脂也会相应升高。与此同时,由于素食人群的膳食结构不太合理,导致蛋白质、维生素、脂肪酸、微量元素等人体所需物质的缺乏,进而引起糖类、蛋白质及脂质代谢的紊乱。

　　血脂异常按照病因可分为原发性高脂血症及继发性高脂血症。如果素食人群患有引起继发性血脂异常的疾病,应进行药物降脂治疗,并积极治疗原发病,而不是一味通过素食来调控血脂。而素食合并原发性高脂血症的人群,更应服用药物进行降脂治疗。除此之外,对于那些患有高胆固醇血症的素食者,《中国成人血脂异常防治指南》建议其每天的主食应该以五谷杂粮,如大豆、燕麦、玉米、荞麦等为主。在摄入脂肪时,应首选含 ω-3 多不饱和脂肪酸较多的食物,如深海鱼油、植物油等。其中,吃鸡蛋的素食者每天的胆固醇摄取量应该小于 300 mg。

【张医生健康知识小锦囊】

什么是原发性高脂血症及继发性高脂血症？

　　原发性高脂血症患者往往是由于机体内单个或者多个基因缺陷造成与血脂代谢相关的酶、受体、载脂蛋白异常，进而导致人体血脂升高。这类患者往往发病的年龄比较早，血脂水平升高比较高，并发症出现也比较早。

　　继发性高脂血症多继发于代谢性疾病，如高血压、糖尿病、肾上腺皮质功能不全、甲状腺功能低下等；或者继发于不良的生活方式，如饮酒、高脂饮食等。继发性高脂血症往往通过积极控制原发病，改善生活方式，即合理的膳食控制、适度运动来得到有效治疗。

　　因此，素食人群若血脂出现异常，应尽早就医，查清引起血脂异常的病因，进行针对病因的降脂治疗；同时，按照《中国成人血脂异常防治指南》要求的饮食方式进行生活方式的干预。

|第六篇|

术后恢复要做到

——冠心病术后注意事项

99 冠状动脉搭桥手术的存活率如何?

从远期存活率来看,冠状动脉搭桥手术患者的 1 年、5 年、10 年、15 年、20 年存活率分别为 95%、90%、75%、55%、40%,而 23 年的存活率是 38.5%;高龄患者(65~75 岁)的 10 年、15 年存活率分别是 54%、33%;心功能差的患者的 10 年、15 年存活率分别为 66%、47%;男性患者的远期存活率要略高于女性患者。从心绞痛缓解率的角度来看,术后 1 个月、1 年、5 年、10 年和 15 年心绞痛的缓解率分别为 99.7%、95%、83%、63% 和 37%;引起早期心绞痛复发的原因主要是血管化不完全和血管桥阻塞,引起远期心绞痛复发的原因主要是原血管病变的进展和血管桥的狭窄和闭塞。这是目前随访得出的客观数据,具体到每个人的预后,还得看他是否遵医嘱规律服药,是否遵医嘱改善了生活方式。

患者在冠状动脉搭桥术后需要长期服用抗血小板药物,以防止病变进一步发展。尤其是术后的第 1 年,患者需要服用阿司匹林加替格瑞洛或者氯吡格雷来起到更强的抗血小板作用,因为这段时间更容易发生血管化不完全等不良反应;需要服用降脂药物来稳定原有斑块,防止新搭的桥血管内粥样斑块的形成与发展;条件允许的情况下需要加上 β 受体阻滞剂如美托洛尔、比索洛尔,ACEI 类药物如卡托普利或者缬沙坦之类的药物，以达到降低心肌氧耗、改善心室重构、改善长期预后的目的。简而言之，就是让心脏少发点力，够用就行，且这些药物有保护心肌的作用。同时，血糖控制欠佳的患者也需要规律服用降糖药物，有其他原发疾病的也应积极治疗。

100 做完冠状动脉搭桥手术后多久需要复查?

患者在做完搭桥手术之后1个月、3个月、6个月、1年各需要复查一次,此后每年均应该复查一次。复查时的项目包括冠状动脉CTA、胸部16层CT、BNP(血浆中B型利钠肽)、心肌酶、凝血功能、肝肾功能、电解质及心电图等。其中,复查冠状动脉CTA是为了观察桥血管及原来血管的情况,如桥血管与心脏动脉是否正常衔接,桥血管和原心脏血管内是否有进展的粥样斑块等,然后根据情况调整药物治疗;复查心电图是为了动态观察有无新发的心肌受损的情况发生;复查胸部CT是为了观察胸腔的整体情况;BNP、心肌酶这两项在心脏功能不好或者心肌受损时会分别有所升高,复查这两项是为了观察有无新发的心功能受损等情况;复查凝血功能、肝肾功能等是为了观察患者对药物的反应如何,是否需要调整药物治疗。患者每次复查时务必将上一次的复查结果一同带给医生,以便有所对比。同介入治疗一样,搭桥完毕之后并非万事大吉,相反,搭桥说明病情往往已经非常严重,更需要通过规律服药及保持良好的生活习惯来维持这根重新搭建起来的桥血管的作用。

101　做完冠状动脉搭桥手术后又发生了血管狭窄，怎么办？

做完冠状动脉搭桥手术之后又发生血管狭窄的患者需要及时到医院就诊，并根据病情决定下一步该如何治疗。

搭桥手术是一种有效、彻底的冠状动脉血运重建方法，但术后 10 年中，每年都有 5% 的患者的冠状动脉出现新发病变，包括桥血管的病变和原有血管的病变。相较于动脉桥而言，静脉桥更容易发生堵塞。大隐静脉旁路移植血管在术后 1 年内可能有 15%~20% 的概率发生狭窄，术后 1~6 年发生狭窄的静脉桥血管每年增加 1%~2%，6 年后每年增加 4%。乳内动脉桥的 10 年通畅率为 90%~95%，而大隐静脉桥的 10 年通畅率仅为 50%。从整体来看，再次手术的发生率在 5 年、10 年、15 年分别为 3%、11%、33.2%，随访也发现，再次手术的死亡率并不高于首次手术。

对于静脉桥而言，发生再狭窄的常见诱因为移植静脉的压力骤变，即移植的静脉承受了原本环境 10~15 倍的压力，而这常引起静脉内壁的受损，引起血小板黏附、血栓形成、血管痉挛等一系列问题。同时，移植静脉内血管平滑肌细胞和外膜成纤维细胞，以及多种信号通路在静脉桥的狭窄中也均有参与。静脉桥狭窄的预防方式包括服用传统的药物，如抗血小板药物及他汀类药物等，其他的包括手术方式的改进、血管外支架技术等。移植后如何预防内皮细胞损伤、抑制平滑肌细胞增殖和迁移仍是目前研究的热点。对于动脉桥而言，其狭窄发生率相对较低，目前国内对于动脉桥再狭窄的相关研究较少。无论怎样，不可否认的一点是，患者在做完搭桥手术后需要积极配合医生的治疗，遵医嘱规律服药并保持良好的生活习惯。

对于搭桥术后再狭窄，通常以重新搭桥或者支架治疗等方式来重新恢复血管的通畅。若术后大隐静脉发生再狭窄，目前常用的处理方法是静脉内放入支架重新治疗，当然，这需要医生的综合评估。而乳内动脉搭桥发生再狭窄，因其常搭桥在前降支——心脏的三支大血管之一，且其所供应的心肌相较而言更为重要，此时最合适的处理方式是重新搭桥。

由此可见，**对于不同的搭桥后再狭窄，根据每个患者的情况的不同，选择的处理方式也常不同，**因此，如果患者在术后复查或者相关症状再发后发现搭桥术后再狭窄，须尽快到有能力进行冠状动脉搭桥手术治疗的医院，由临床医生判断该选择怎样的处理方式并进行治疗。我国的研究者也在不断研究如何防止搭桥术后再狭窄的发生，相信未来会有更好的方法提高搭桥术后血管的通畅率。

102 冠心病术后复查指标正常，还需要用药吗？

需要。

治疗冠心病常用的手术——经皮冠状动脉介入术（PCI）是一种微创非外科手术治疗方法，用于改善冠状动脉循环中一个或多个节段的血流。PCI 进行血运重建的方式主要包括两种：①球囊血管成形术，即将球囊送达目的位置，药物涂层球囊在血管内膨胀时可迅速将药物转移至病变靶血管，使药物被冠状动脉吸收，不在血管中留下永久性置入物；②冠状动脉内支架术，即将支架送达狭窄部位后，使支架扩张释放，撑开狭窄的血管壁，保证血流通畅。但在 PCI 术中，无论是冠状动脉支架还是球囊，对于人体而言均是外来异物，血管在扩张的同时产生的伤口会引起血小板的聚集、黏附，形成血栓。平滑肌细胞可在血栓上迁移，合成基质和胶原。以上过程引发的血管重构会导致新生内膜形成，进而发生支架内的再狭窄。

通过上述原理可知，冠心病手术只能开通已狭窄的血管以解燃眉之急，并非一种一劳永逸的根治手段。心脏就像一台精密而复杂的仪器，重在平时的维护和保养。已有研究表明，支架内脂质斑块的进展速度要快于健康血管。另外，未经手术处理的其他血管随时间的推移也有进一步狭窄的可能。

因此，阻止血管狭窄进展、防止支架内再狭窄的发生是冠心病术后患者面临的两项主要任务。为此，患者需要长期用药以降低风险。

冠心病术后将各项指标稳定在安全范围内是一个长期的过程，不能一蹴而就。各项指标水平达标也不意味着可以停药。对于高血压、糖尿病等常见合并症，口服药物可以控制或改善患者的症状，却无法从根源上将其治愈，停药之后很可能会复发。因此，**患者在没有明显不良反应或用药禁忌的情况下，应继续规律服用药物，从而将指标长期稳定在正常范围内，也可以根据复查结果在医生的指导下根据情况调整药物用量，切忌擅自停药，以免增加心血管风险。**

103 冠心病术后需要关注的高危因素有哪些？

患者术后需要关注的高危因素主要有以下几类。

（1）血脂。脂质代谢异常是引起动脉粥样硬化最重要的危险因素。总胆固醇、甘油三酯、低密度脂蛋白、极低密度脂蛋白和相应载脂蛋白升高，高密度脂蛋白及相应载脂蛋白减低都被认为是危险因素。

（2）血糖。糖尿病患者的发病率明显高于非糖尿病患者，且病程进展迅速。近年来研究认为，胰岛素抵抗与斑块形成有关。

（3）血压。高血压可能导致内皮细胞损伤，更容易造成脂蛋白进入血管壁进而形成脂质斑块。

（4）吸烟。主动吸烟与被动吸烟均为冠心病的高危因素，且吸烟者的发病率和病死率均是不吸烟人群的 2~6 倍。

（5）肥胖。过高的体重可能导致血脂升高及胰岛素抵抗，是冠心病高发因素，因此患者或高危人群应注意控制体重。除了以上高危因素外，患者也应注意改善生活习惯，如避免高糖高脂饮食、戒烟戒酒、适度运动等。

104 植入支架后是不是就不用再吃药了?

进行冠状动脉支架植入术后仍需终身服药,但并非由于安装支架导致,而是由于冠心病本身属于慢性疾病,需终身服药,且不存在根治手段。患者之所以需要支架,是因为冠状动脉的斑块血栓导致血管堵塞,使冠状动脉血管存在严重狭窄,血液无法正常流通,导致心肌缺血、缺氧严重,心功能不全。人工植入支架,就是强行撑开狭窄的冠状动脉血管,暂时恢复血液循环,满足心肌所需,在一定程度上增加心肌供血供氧量,改善患者的临床症状。患者服用的阿司匹林和他汀类药物就是防止斑块破裂、血栓形成的重要手段,所以服药与支架并没有什么必然的联系。因此,对于冠心病患者来说,即使不放置支架也需终身服药以进行二级预防。

做完冠状动脉手术的患者通常只需使用 1 年双联强化抗血小板药物,以预防支架内血栓形成,1 年后根据病情需要,假如没有再次手术,可仅使用一种抗血小板药物,同时联合他汀类药物,以防止动脉粥样硬化继续进展,导致血管狭窄进一步加重。

我们必须明白:支架只有一个,而输送血液的血管却不止一条,其狭窄的程度也有轻有重,很可能支架只解决了狭窄最为严重的血管,其他血管内的狭窄依然存在,并且还在发展。如果患者在植入支架后，因为自身症状缓解乃至消失就放松警惕，拒绝坚持服药，那么随着时间的推移，可能又会因为血管狭窄程度过高而需要二次植入支架，甚至因为急性心肌梗死抢救不及时而发生悲剧。

简而言之，做过支架手术的患者需要长期服用阿司匹林和他汀类药物，为的是预防血栓形成，降低血管再次狭窄的风险。如果没有特殊情况，多数患者需要终身服药。但患者在出现严重副作用、药物不耐受等情况后，需要视情况停药或换药。

105 放完支架后是不是就可以继续吸烟、喝酒了？

患者在放完支架后并不会彻底安全，不能吸烟、喝酒，一定要继续保持良好的生活习惯！

支架手术是在堵塞的血管内放入一个支撑架，从而将血管撑开，起到扩张血管的作用，为防止血管进一步的堵塞，还需要患者保持良好的生活习惯。

吸烟对于心血管的危害是已经得到临床证实的。目前虽尚无饮酒与心血管方面疾病的临床证据，但喝酒对大脑、胃肠、肝脏系统的损伤是有直接临床证据的，这些系统的损伤也是人体难以承受的，尤其对冠心病患者来说。冠心病是一种在不断发展的疾病，支架介入治疗只是将血管撑开，最重要的治疗在于遏制各种冠心病高危因素的存在并且延缓冠心病的发展，如果对吸烟、喝酒等高危因素放任不管，血管便会持续发生狭窄，可能是支架内再狭窄，也可能是血管其他地方的狭窄。

因此，植入心脏支架并不是一劳永逸的，植入了支架的冠心病患者不仅不能继续吸烟、喝酒，还更需要长期保持良好的生活习惯并且遵医嘱服药治疗。

106 植入心脏支架后还能运动吗?

患者在植入心脏支架后可以选择适量的有氧运动。

运动的目的是加快新陈代谢，提高健康水平，患者应根据自身的年龄和身体情况选择一些适合自己的运动，如慢走、慢跑、打太极拳等运动都比较适合。但是，**患者在安装心脏支架后，不能过多运动，因为这会加重心脏负荷。**冠心病患者心肌的供氧量比正常人要差，在剧烈运动时，供应心肌的氧气会更加不够用，容易造成急性心肌梗死或心肌缺血性损伤。

很多患者经常会发出这样的担心与疑问：一旦放了心脏支架是不是就不能正常运动了？

植入心脏支架的首要目的就是改善患者的生活质量，提升患者的运动能力。支架植入术后的患者，胸闷、胸痛等症状都会出现不同程度的减轻，乃至消失，但很多患者体内血管还存在不同数量血管的狭窄，只是程度较低，不过随着时间的流逝、病情的发展，这些当初狭窄程度较低的血管也会慢慢成为"心腹大患"，所以说支架植入术后的患者哪怕没有症状，供血量依然远远低于普通人，这时候一旦进行过于剧烈的活动，就会使自身耗氧量增加，出现危险，因此**不能剧烈运动。**

107 植入的支架会不会随血液流走?

支架虽然被植入了血管内部,但并不会随血液的流动而流动,而是通过球囊施加的压力,牢牢贴紧在血管壁上,这种压力是非常大的,而且随着时间的推移,支架会逐渐被内皮覆盖,长到(嵌入)血管里面,别说你想通过运动让支架松动,就算你想通过手术改变其位置或取出,目前来说都是不可能的。

108 植入支架后的患者可以坐飞机吗？

可以。

航空公司对此并没有特殊规定，只是提醒有心脑血管疾病的老人不适宜乘坐飞机。事实上，心脏植入支架并不影响患者乘坐飞机，**对乘坐飞机有影响的是冠心病的控制情况。**但有未控制的高血压、有心绞痛发作等情况的冠心病患者，最好不要搭乘飞机。旅行途中，最好每隔 1 小时能起身活动一下，预防血栓的形成。

如果患者在植入支架后必须坐飞机，**须注意以下几点：**

（1）**病历证明随身带。**患者在出行前，应该先到医院复诊，一是看看是否还有残留的心肌缺血，以及心脏功能的恢复情况，医生将以此来判断患者是否可以乘坐飞机；二是患者随身携带诊断证明和病历，可以在遇到紧急情况下方便接诊医生参考。当然了，支架是不会引起安检报警的，这点大家不必顾虑。

（2）**首选大中型飞机。**我们坐飞机大多选择经济舱，座位前后左右的空间都不大，伸不开腿，在行程中也不能随意走动。如果是长途飞行，座位空间小不仅会影响休息，还可能由于血液循环不畅，引起下肢血栓，甚至危及生命。所以，患者在选择航班时应尽量选大中型飞机，座位空间相对会宽敞一些。不同航空公司经济舱座位的尺寸是不一样的，患者在订票前可以先上网了解一下乘坐情况，这样也许能让旅途更舒适。如果经济条件允许的话，选择"能躺的座位"更好。

（3）**硝酸甘油等急救药品应常备。**冠心病的主要表现是胸痛或胸闷，其原因是心肌细胞没有足够的氧气维持供应而导致心肌缺血。虽然心脏支架手术可以缓解心肌缺血，改善心脏功能。但是，飞机上的氧气比陆地上稀薄，吸入的氧气量少了，心肌细胞得到的供氧也会减少。在这种情况下，患者轻则会因为心肌缺血而诱发心绞痛，重则有可能导致心肌梗死，因此准备应急药品非常重要。所以，如果冠心病患者要坐飞机，应该随身携带硝酸甘油等急救药品。

109 植入支架后的患者可以做磁共振检查吗?

　　人们常说的磁共振检查是指磁共振成像（MRI），患者在做磁共振检查时，体内的各种金属植入物也可能在磁场的作用下移位、发热、丧失功能或产生伪影，进而影响患者的健康或医生的诊断。传统观点认为，体内存在金属植入物是进行 MRI 检查的禁忌证。但近年来，有关研究表明，患者携带金属植入物进行 MRI 检查并非绝对禁忌。**目前普遍的共识是，心脏植入支架后的前 3 个月内不适宜进行磁共振检查**，而且最新的研究表明，几乎所有面市的冠状动脉支架产品均可在磁共振检查所用的 3.0 T（T 为磁场强度单位特斯拉的单位符号）及以下的专业设备上进行。对于体内存在弱磁性动脉支架者，建议在术后 6 周再行 MRI 检查。**因此在没有特殊禁忌的情况下，支架是不影响核磁共振检查的。**

110 植入支架后的患者可以补充钙等微量元素吗？

植入支架后可以补钙等微量元素，口服的钙元素不会沉积于支架内部，但要注意的是应在医生的指导下按需适量补钙等微量元素。

从健康饮食的角度，我们应该摄入健康的脂肪和优质的蛋白质，减少促炎性食物、碳水食物的摄入。坚果中富含对心脏有益的氨基酸和不饱和脂肪酸，有利于预防心脏病。鲑鱼、沙丁鱼等海鱼富含 ω-3 脂肪酸，对降低血管炎症反应、降低血胆固醇具有很好的效果。大部分的绿叶蔬菜尤其是十字花科的蔬菜有天然的抗氧化作用，对于增加我们身体需要的矿物质和微量元素是必需的，其中所含的镁等微量元素还有助于我们心脏的修复。把平时摄入的高钠盐改为低钠高钾盐，有助于进一步提高心脏功能。同时要保证良好的睡眠，人体通过睡眠可以产生更多的生长因子，促进组织修复。

111

冠心病患者在生活中应如何合理饮食？

《中国心血管健康与疾病报告 2021》中指出，我国心血管病患者目前已达到 3.3 亿人，其中冠心病患者约为 1 139 万人。心血管疾病导致的死亡率远高于肿瘤等其他疾病，排在疾病谱的首位。有研究发现，每 5 个成年人中就有 2 人死于心血管疾病。

饮食因素与冠心病的发生发展息息相关，饮食结构的不合理也是冠心病发生的独立危险因素。

健康的膳食结构主要包括增加新鲜蔬菜、水果、杂粮等的摄入，低盐、低脂、低糖饮食，这样可以有效降低肥胖的发生率和心血管疾病的患病率。冠心病患者的日常饮食应当注意以下几点。

1. 限制食盐，适当补钾

食用盐的过量摄入可升高患者体内的渗透压，为了维持渗透压的平衡，体内水分含量增加、血管内血液量增加、血压升高，心脏为了克服血压的升高，做功量增加、心肌耗氧量增加，长期会导致心肌细胞氧供需平衡障碍，诱发冠心病的发生、发展。有研究表明，减少食用盐的摄入量，血压平均可以降低 10 mmHg。世界卫生组织建议冠心病患者每天食用盐的摄入量不超过 6 g。6 g 食盐大约是平时喝的矿泉水瓶盖子的一半，或者刚刚好是一啤酒瓶瓶盖的量。

与食用盐中的钠离子相反，体内的钾离子水平可以有效调节血压，这主要与肾脏的生理功能相关。增加钾离子的摄入量有利于钠离子的排出，从而增加水分的排出，降低血压。因此，建议冠心病患者多吃含钾的食物，如香蕉、芹菜、玉米等。

2. 限制胆固醇的摄入

冠心病又称冠状动脉粥样硬化性心脏病，主要是由于在血管内皮细胞受损的情况下，体内的胆固醇、甘油三酯和低密度脂蛋白等脂质沉积在血管壁，引起血管腔的逐渐狭窄而导致的。脂质中主要是胆固醇在发挥作用，因此对于冠心病患者来说，低盐低脂饮食尤为重要。膳食中的胆固醇主要来源于肉类、鸡蛋等食物，因此建议冠心病患者减少这类食物的摄入，以降低不良心血管事件（如心肌梗死、支架内再狭窄等）的发生率。

3. 控制能量的摄入

随着我国居民生活水平的逐渐改善，肥胖人群逐渐增加，因肥胖导致的冠心病患者也在逐渐增加。对于这部分冠心病患者来说，控制能量摄入显得尤为重要。建议肥胖冠心病患者的膳食结构如下：蛋白质的摄入占总摄入量的 13%~15%，脂肪占总摄入量的 20%~25%，碳水化合物约占总摄入量的 65%。

4. 补充钙镁和维生素

有研究发现，体内钙离子可促进水分的排出，而镁离子能够使外周血管扩张，两者均可降低血压，从而减少因高血压导致的冠心病的发生，因此建议冠心病患者多吃含钙及镁的食物，如牛奶、菠菜、香菇等。

综上所述，冠心病患者要特别注意饮食，养成良好的饮食习惯，应当避免食用会加重病情的食物，平时要清淡饮食，要吃营养丰富、容易消化的食物，多吃新鲜蔬果以预防便秘，还可以适当吃一些瘦肉、鱼、豆制品，也可以经常喝绿豆汤、百合汤、莲子汤等。同时，患者应尽量采取少吃多餐的方式进食，一次不要吃得太多，即使是正餐也不宜吃得过饱。

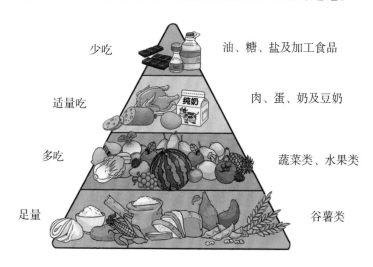

少吃　　　油、糖、盐及加工食品

适量吃　　肉、蛋、奶及豆奶

多吃　　　蔬菜类、水果类

足量　　　谷薯类

112

得了冠心病以后是不是就不能吃肉了？

冠心病患者可以吃肉，但应该控制肉类进食量。

适量进食合适的肉类食物，并不会造成冠状动脉的狭窄和堵塞。对于冠心病患者来说，应该遵守"三低"的饮食原则，即低糖、低脂、低盐。患者应建立合理的膳食结构，确保饱和脂肪及总脂肪量的比例不会过高，总脂肪的摄入量一般不能超过总摄入量的 30%，饱和脂肪酸一般不超过总摄入量的

◀张医生健康知识小锦囊▶

只吃素会导致身体营养不良

人体需要各种丰富的营养物质，如蛋白质、氨基酸、矿物质等，即使是冠心病患者也需要适量摄取。有研究表明，半素食者和素食者比非素食者患冠心病的风险更低，但素食者的脑卒中风险更高。而冠心病患者可以选择胆固醇或脂肪含量较少的肉类进食，为身体提供丰富的营养成分。否则，如果患者只吃素而不进食肉类，会造成身体营养的大量缺失，不能满足身体对营养物质的需求，造成营养不良，从而影响健康。

10%，同时需要摄入充足的不饱和脂肪酸。因此，冠心病患者应避免进食一些富含饱和脂肪酸的食物，如肥肉、动物油、内脏等，同时应注意清淡、低脂饮食，多吃蔬菜和水果。

♥ 预防冠心病加重的关键是养成良好的饮食习惯，选择合适健康的食物来提供身体所需的营养和能量。患者要积极通过合理的治疗进行控制，缓解疾病相关的并发症。

113 冠心病患者适合做运动吗?

缺乏运动是导致冠心病发生、发展的独立危险因素。规律运动能够有效降低心血管疾病的发生率,尤其是有氧运动,可以有效改善心肺功能。简单来说,有氧运动指长时间低强度的运动,如慢跑、竞走、游泳、跳广场舞等。在有氧运动的过程中,肌肉会收缩做功,在这个过程中肌肉会消耗大量的氧气,为了提供足够的氧气,呼吸次数和肺部扩张度会明显增加,同时心率也会明显增加,用以泵出足够的携带氧气的血液至外周组织,长此以往,心脏和肺部的功能都会得到明显改善。

通俗来讲,在有氧运动的过程中,随着运动时间的延长,我们会逐渐出现呼吸急促、心率加快等各种反应,而反复的运动则可以有效改善心脏和肺脏的功能。你会发现刚开始运动时你只能慢走1千米,但随着运动时间的延长,你慢慢地能走3千米都不感觉累,这就是因为心肺功能得到了提升。另外,有氧运动能够增加脂肪的消耗,从而预防动脉粥样硬化的发生、发展,降低冠心病的发生风险。同时,有研究发现,有氧运动能够改善冠心病患者的预后。有氧运动不仅可以降低冠心病患者的死亡率,还可以减少不良心血管事件(如心肌梗死、支架内再狭窄等)的发生。

久坐不动的人群属于冠心病发病的高危人群，对于这部分人群而言，运动应该从低强度、短时间开始，并逐渐增大活动强度。建议这部分人群选择有氧运动，每次运动的持续时间大于 30 分钟，每周最少 5 次，运动强度以自己能够耐受为宜。

对于已经确诊为冠心病的患者，有以下情况者不建议运动：①运动之后心前区，甚至上腹部出现不适的患者；②已经确诊为冠心病且需要行支架置入术的患者，这部分患者是没有办法通过运动来改善疾病的症状及进展的；③发生心肌梗死 1 个月内；④心功能Ⅲ～Ⅳ级的冠心病患者——在静息状态下仍有胸闷、心慌、心绞痛等症状的患者。除上述情况以外，建议冠心病患者坚持长期有效的有氧运动。

除了有氧运动，抗阻运动也可以预防动脉粥样硬化的发生、发展。

综上所述，**正确、适当的运动可以显著降低心血管疾病的发生风险，建议大家增加每天运动量，从而预防心血管疾病的发生。**

114 冠心病患者的运动应该怎么安排?

虽然冠心病患者由于心脏功能的限制无法进行剧烈运动，但是适当的运动对于他们来说有助于改善心脏功能、降低其远期心血管不良事件的发生概率。

我国著名的心脏康复专家胡大一教授为冠心病患者开出了"运动处方"。他认为**冠心病患者的运动应这样安排：一周最好能保证运动 5 天，一周可以休息 2 天，每天运动的时间至少要达到 30 分钟。**运动的形式以快走或者慢跑等中等强度体力活动为主，运动期间如有不适应及时停止。

在正式运动之前，我们要注意做热身运动帮助人体放松肌肉，为进一步的运动做准备。尤其是对于冠心病患者来说，更应该在锻炼之前做好热身运动，才有利于之后接受更多的运动训练。患者可通过散步的方式使身体的肌肉放松，避免接下来的运动训练对身体肌肉造成损害；还可通过伸展运动，进一步拉伸肌肉、关节和背部。一般情况下，冠心病患者在前期热身运动时，运动的时间为 10~20 分钟。这段时间不固定，要根据患者的实际情况进一步确定。

冠心病患者可采用以下具体的运动方式：①平地慢走，是冠心病患者最常采用的锻炼方式，可在早饭或者晚饭后进行。运动的时间为 30 分钟左右，步行距离在 3000 米左右为最佳。要确保脉搏频率不超过 110 次 / 分。②走跑交替运动，若冠心病患者情况较好，症状不明显，可以将平地慢走与跑步交替进行，先步行再慢跑。③打太极拳等，也是冠心病患者最常应用的锻炼方式之一，在练习的过程中，患者应该集中精神，保持良好的心情和积极的心态。

冠心病患者可根据自身的年龄、健康状况逐步加大运动强度。在运动第一阶段及运动持续 1 个月之后，观察自身情况变化。若情况良好，可以在日常训练中增加运动量。

综上所述，冠心病患者应该结合自己的实际情况，进行中等强度体力活动，而且每周运动不少于 5 天，每天不少于 30 分钟；要注重锻炼前的热身；要和有氧运动训练相结合，通过适当的体育锻炼改善心脏功能，预防冠心病各类并发症的发生。

115

冠心病患者的体质指数应控制在什么范围?

冠心病患者的体质指数（BMI）应该控制在 18.5~ 24.9 kg/m²。体质指数是衡量人体体重的一个重要指标，在我国，当体质指数 ≥ 24 kg/m² 时为超重，体质指数 ≥ 28 kg/m² 时为肥胖。

目前，肥胖作为一个全球性的问题，已经严重影响了人类的健康，很多慢性疾病如冠心病、糖尿病、高血压及脑卒中等都可由肥胖引起。肥胖被认为是一个导致冠心病发生的独立预测因子。有数据表明，23% 的冠心病是由肥胖引起的，而且肥胖会显著提高冠心病患者的长期死亡率。因此，减重治疗对于冠心病患者来说非常重要。实践表明，只要一个超重病患减轻体重的 30%，就可以极大限度地缓解症状。减重要有以下三种方式。

1. 生活方式干预

生活方式干预就是人们常说的"管住嘴、迈开腿"。"管住嘴"即合理饮食，最主要的原则是少盐、少油、少糖、清淡饮食，但并不是少吃甚至不吃。"迈开腿"即适度且合理地运动，要避免突然的剧烈运动，应该以提高体能为主要目标，每周可以进行一些有氧运动，比如慢跑、骑自行车、游泳等，以一周 3~4 次为宜，每次时间 30 分钟左右。

2. 药物治疗

对于生活方式干预无效的肥胖（如体质指数 ≥ 30 kg/m^2）患者，应开始进行药物治疗。目前主要有 5 类减肥药物，包括利拉鲁肽、芬特明 – 托吡酯、纳曲酮 – 安非他酮、氯卡色林及奥利司他。

3. 手术治疗

对于极其肥胖（如体质指数 ≥ 35 kg/m^2）且伴有并发症的患者，以及那些通过生活方式干预和药物治疗都难以控制体重的患者，这类群体都可以考虑手术治疗。

那么，将体重减到什么范围是最合适的呢？根据《2023 年 AHA/ACC/ACCP/ASPC/NLA/PCNA 慢性冠状动脉疾病患者管理指南》的要求，冠心病患者应将体质指数控制在 18.5~24.9 kg/m^2。冠心病患者在刚开始减重时的目标以体重下降 5%~10% 为宜。如果成功的话，可尝试进一步减重。

116 冠心病患者可以吃冷冻饮品吗？

冠心病患者不应该吃冷冻饮品。

冠心病是一种多发病，多见于中老年患者，引起这种疾病的原因有很多，不合理的饮食是重要的病因之一。冷冻饮品中的冰淇淋含有蛋白质、奶酪等成分，会使胆固醇升高。同时，冷冻饮品的温度较低，一般情况下在气温高时，血管处于扩张状态，一旦进食冷饮，冠心病患者的肠道突遭刺激，会引起全身血管收缩，血压升高，就容易诱发心绞痛、心肌梗死、脑出血等急症。所以，冠心病患者不要吃冷冻饮品，以免造成不可挽回的后果。

张医生健康知识小锦囊

哪几类人群不适合吃冷冻饮品？

现在冷冻饮品的种类越来越多，也越来越受到人们的欢迎，如食用冰、冰淇淋、雪糕等。食用冷冻饮品要适量，某些患者更应注意饮食禁忌，否则会影响健康。具体而言，以下几类人群在食用冷冻饮品时要特别注意：

（1）老人和幼儿。这类人群由于体质较弱，在短时间内如果吃大量冷冻饮品，会由于胃肠骤然受冷，刺激肠黏膜而引起胃肠不规则收缩，容易发生腹痛、腹泻等症状。

（2）糖尿病患者。冷冻饮品一般含有较多糖分，糖尿病患者食之可使血糖升高，导致病情加重。

（3）消化道溃疡、胃炎患者。这些患者的消化系统功能较差，吃冷冻饮品后容易刺激胃肠黏膜，加重病情。

（4）龋齿、牙本质过敏患者。这类患者吃冷冻饮品会诱发牙痛。

（5）支气管炎、支气管哮喘等呼吸道疾病患者。在冷冻饮品的刺激下，这部分人可能咽喉部炎症加重或诱发咳嗽，或引起旧病复发。

（6）肾病患者。这类患者不宜食用含有香精、色素、香料等成分的冷冻饮品，因为这些成分会加重肾小球过滤排毒的负担，同时可使水肿症状更加严重。

（7）肥胖患者。冷冻饮品中含糖多，会增加肝糖原，转化为脂肪，使身体更加肥胖，容易诱发脂肪肝和高脂血症。

（8）高血压、冠心病和动脉硬化患者。

117 冠心病患者可以喝茶、咖啡，吃巧克力吗？

茶叶里有茶碱，茶碱会反射性地增加心率和心肌耗氧量，增加心脏的负担。冠心病患者喝浓茶会影响心血管系统，导致供氧与耗氧失衡。但有研究表明：

（1）喝绿茶和淡茶对心脏病有益，绿茶里含有茶多酚，适量喝淡茶可调理血脂，对稳定冠心病病情有一定的帮助。

（2）咖啡含有咖啡因，咖啡因会使心率加快，甚至诱发心律失常，冠心病患者喝浓咖啡会加重心脏的负担，使瓣膜功能受到损害。

（3）巧克力的胆固醇和糖分含量较高，热量也比较高，对冠心病患者会有一定的影响。

所以，**冠心病患者最好不要喝浓茶、浓咖啡，不宜多吃巧克力。**

第七篇

教你急救不拖延
——冠心病发作自救

118

在家或者户外犯心绞痛的时候怎么办？

心绞痛发作时常常比较危险，如不能及时处理，则有可能对患者的生命健康造成威胁。当患者在家或户外犯心绞痛时，应做到以下几点。

1. 原地休息

心绞痛发作时，患者应即刻停止运动，进行原地休息，同时尽量少说话。在家犯心绞痛时，要尽快坐在椅子上或平躺在床上。如果在户外活动时发作心绞痛，要尽快就近选择比较安全的地方进行休息。

当患者的心绞痛发作时，患者家属一定不能慌乱，不要移动患者，更不要背、扶患者去医院，而应让患者安静休息。在室内、车内等相对密闭的空间里时要适当开窗通风，冬季时要注意给患者保暖。同时可以触摸患者的脉搏，判断患者的脉搏是否规律，并记录其脉率，之后可向医生介绍病情。

2. 保持镇静心态

心绞痛发作突然，疼痛严重，这时患者不要过于恐惧，保持镇静的心态非常重要。

◖张医生健康知识小锦囊◗

日常生活中如何测心率?

日常生活中,我们可以通过以下几种方法来测量心率。

(1)数脉搏。提前准备好一个计时器,记录下1分钟内脉搏频率。正常人的脉搏频率与心率是相同的。您也可以测量2分钟、3分钟或者5分钟内脉搏频率,然后取平均数,这样可以减少误差。

(2)使用家用电子血压计测量。现在绝大多数的家用电子血压计都能够记录、显示心率。

正常成年人在安静状态下,心率范围是每分钟60~100次。

3. 缓慢做深呼吸

休息时患者可以缓慢地做深呼吸,这样可快速增加体内氧气含量,加快疼痛缓解速度。不要因为疼痛就憋着不敢喘气,也不要急促呼吸,这样不利于增加血中氧气的含量。

4. 服用急救药物

硝酸甘油可以增加心脏冠状动脉的血液供应,从而快速缓解疼痛。患者心绞痛发作时应尽快舌下含服1片硝酸甘油,也可以舌下含服速效救心丸或复方丹参滴丸。如果身边没有携带药物也不需要着急,可安心休息,疼痛也会缓解。但要注意,硝酸甘油每次只能含1片,如果疼痛未能得到缓解,可每5分钟重复含1片,连续使用不可超过3片。但对于心肌梗死早期（有严重低血压及心动过速时）、严重贫血、青光眼、颅内压增高和已知对硝酸甘油过敏的患者，建议选择速效救心丸。

5. 及时打急救电话

心绞痛是严重病症，一旦发作须立刻做好前往医院救治的准备。如果服用药物后疼痛持续未缓解，患者要及时拨打或请旁边的人帮助拨打急救电话"120"。患者不可选择步行至医院，因为步行会增加心脏对氧的消耗，加重病情，也可能会错过抢救的最佳时间。

119 急性心肌梗死发作时应该怎么办?

当我们怀疑为急性心肌梗死发作时，应采取以下办法。

1. 立即拨打"120"急救

怀疑急性心肌梗死发作时须立即拨打"120"急救，准确告诉对方自己所在的位置，并保证电话通畅。若家中没有其他人的话需要先打开房门，以方便救援人员进入。采取就近治疗的原则，可以将死亡风险降到最低。

2. 原地休息，保持呼吸顺畅

患者应立即平躺休息，不要慌张，缓慢地深呼吸，稳定情绪，减少不必要的活动，以降低耗氧量。

心肌梗死发作后，关键的一点是保持呼吸通畅。因为在发病期间很多人会有呼吸不顺畅、心律失常的情况，如果因为衣物的影响而让呼吸受到阻碍，身体的不良反应就会越发明显，此时需解开衣物让呼吸顺利。如果出现了呕吐，就应该及时清除口中的呕吐物，避免堵塞气管。

3. 谨慎用药

心绞痛发作时可舌下含服硝酸甘油来缓解。如舌下含服硝酸甘油 3 次，疼痛不缓解且伴大汗、面色苍白、四肢发冷等症状时，极有可能是心肌梗死，此时应停止继续服用硝酸甘油。因为此时硝酸甘油几乎起不到任何作用。尤其是急性心肌梗死伴有低血压时,随意舌下含服硝酸甘油会让血压进一步降低,甚至引起昏迷、休克。也不要擅自服用阿司匹林,因为如果患者此时血压较高,服用阿司匹林会增加出血的风险。有条件的话可立即吸氧。

4. 心脏按压

若患者病情进一步加重,出现心脏停止跳动,呼吸也逐渐消失且意识不清晰,身边人须立即对其进行胸外按压,每分钟至少按压100~120次,按压深度5~6 cm,一直等到医生到来。当患者发生心搏骤停时,如1分钟内可以成功实施心脏按压,患者转复成功率可大于90%,由此可见心脏按压的重要性。

120 如何正确实施心肺复苏？

心搏骤停是医学领域最危急的情况之一，4~6分钟后会造成患者脑和其他人体重要器官组织不可逆的损害。若得不到及时有效的救治，患者可能会死亡。

心肺复苏是抢救心搏骤停最有效的方法。黄金救援时间只有4分钟。把握"黄金4分钟"，对于提高院外心搏骤停存活率，挽救更多生命具有重要意义。

心肺复苏的步骤如下：

（1）**判断患者的意识状态**。拍拍患者的肩膀，呼唤患者，询问他是否能听到。

（2）**判断呼吸**。如果轻拍患者没有反应，把头凑近患者，感受患者口鼻处有没有气流，观察其胸口有没有起伏动作。如果都没有，就必须马上进行心肺复苏了。

（3）**摆正患者体位**。确保患者仰卧在平整地面或者平板床上。施救者双腿跪于患者一侧，准备胸外心脏按压。

（4）**胸外心脏按压**。施救者两手掌心向下，交叠放置于被救援者乳头连线中点，上面的手以十指扣紧方式握住下面的手，然后利用上半身的重量，垂直、用力地往下压。

按压深度：每次按压的深度，成人为5~6 cm，儿童约为5 cm，婴儿约为4 cm。

按压频率：以每分钟 100~120 次的频率按压，同时注意每次按压结束时手对胸壁是没有压力的，以保证胸腔充分回弹。

（5）**开放气道**。进行胸外心脏按压后，患者可能会出现呕吐的情况，这时应将患者的头偏向一侧，清除口鼻腔内的分泌物。对于戴有假牙的患者，要注意取出其假牙。在颈部无损伤的情况下，用仰头抬下巴的方法打开患者的气道；若有颈部损伤，用双手托颌法。

（6）**人工呼吸**。捏住患者两侧的鼻孔，并打开患者的口腔，施救者嘴唇包住患者嘴巴，对患者口内用力吹气并持续约 1 秒钟，看见患者胸口微微隆起后，放开患者鼻孔，待其胸廓回缩呼气。如此反复 5 次以后，判断患者状态。若复苏无效，继续重复心脏按压和人工呼吸。

以上几点做到位的话，基本上我们现场急救就是非常有效的了，这将为急救人员到来后的专业抢救赢得时间，大大提高患者的抢救成功率。